DR. MED. MARKUS WIESENAUER

Quickfinder
Homöopathie für Kinder

Der schnellste Weg zum richtigen Mittel

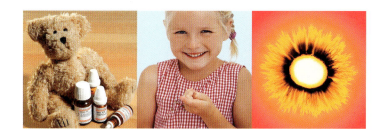

Vorwort

Ohne Frage – die Homöopathie ist eine faszinierende Behandlungsmethode für Kinder jeglichen Alters. Und bestimmt haben auch Sie schon mal von einer Mutter gehört, die berichtete, dass ihr Kind, seit es mit Homöopathie behandelt wird, viel stabiler und weitaus weniger anfällig ist für Infekte, die früher so häufig auftraten. In der Tat lohnt sich die Beschäftigung mit der Homöopathie, zumal wenn man Kinder hat. Blättern Sie einfach mal in diesem Buch. Ich bin mir ganz sicher, dass Sie bei manchem Beschwerdebild, das Sie im QUICKFINDER finden, erstaunt denken: Wenn ich das doch schon früher gewusst hätte, wäre meinem Kind so manches erspart geblieben. Das Buch umfasst die homöopathische Behandlung der Kinder von der Geburt bis zur Pubertät.

Sei es beim Neugeborenen die Augenentzündung, beim Säugling die Unverträglichkeit der Muttermilch oder die Windeldermatitis, die nicht abheilen wollte; dann die vielen schlaflosen Nächte wegen des zahnenden Kleinkinds und seiner Durchfälle, die heftige Mittelohrentzündung oder die Sorge, es könne sich wegen des anhaltenden Hustens Asthma entwickeln. Oder immer wieder diese Harnwegsinfekte mit der Angst vor einer Nierenschädigung. Und jetzt im Schulalter die Probleme beim Lernen und diese Eifersucht auf das jüngste Geschwisterchen. Und, und, und …

Solches, liebe Eltern, höre ich tagtäglich in meiner Sprechstunde. Und dann wird immer wieder die Frage gestellt, ob die Homöopathie im speziellen Fall helfen könne: Sie kann es – nicht bei allen, aber doch bei vielen Erkrankungen. Dabei gibt es auch viele Beschwerdebilder, die Sie bei Ihrem Kind verantwortungsbewusst selbst behandeln können, so wie ich dies Ihnen in diesem Buch vorstelle: Alle Empfehlungen sind authentisch, da sie auf meiner jahrzehntelangen ärztlichen Erfahrung beruhen. Dabei möchte ich Sie unbedingt auf einen weiteren Aspekt aufmerksam machen: Sie können die homöopathischen Mittel auch zusätzlich zu den vom Kinderarzt verordneten Medikamenten geben, da keine Wechselwirkungen zu befürchten sind. Dabei führt Sie das innovative QUICKFINDER-Buchkonzept in fünf Schritten zielsicher und schnell zum richtigen Mittel für Ihr Kind. Und Sie werden erleben, wie rasch es mit der Homöopathie gesund wird.

Ihr Dr. med. Markus Wiesenauer

Inhalt

1. Homöopathie – ein kurzer Überblick ... 4

Einführung in die Homöopathie – zum besseren Verständnis ... 6
Hintergrund der Homöopathie – wie sie wirkt ... 8
Grundlegendes zur Homöopathie – was Sie wissen sollten ... 10

2. Beschwerden von Kopf bis Fuß ... 14

- Neugeborene/klassische Kinderkrankheiten ... 16
- Allgemeinbefinden/Psyche ... 28
- Kopfbereich ... 44
- Brustbereich/Immunsystem ... 64
- Bauchraum ... 72
- Bewegungsapparat ... 86
- Haut/Nägel ... 94
- Notfälle/Verletzungsfolgen ... 102

3. Mittelbeschreibungen von A bis Z ... 114

4. Zum Nachschlagen ... 146

Homöopathische Hausapotheke ... 146
Glossar ... 149
Beschwerdenregister ... 150
Mittelregister ... 153
Bücher und Adressen, die weiterhelfen ... 155
Impressum ... 156

1 Homöopathie – ein kurzer Überblick

Die Homöopathie ist ein Heilverfahren, das immer mehr Menschen in seinen Bann zieht. Sie wird zu Recht als sanfte Behandlungsmethode bezeichnet, weshalb sie sich vor allem auch zur Behandlung von Kindern eignet. Im Laufe der letzten zwei Jahrhunderte hat sie sich als wirkungsvolle Alternative zur Schulmedizin etablieren können. Inzwischen wird sie weltweit angewendet.

DAS BESONDERE an der Homöopathie: Sie eignet sich hervorragend zur Selbstbehandlung bei Ihrem Kind. Bei richtiger Anwendung wirkt sie zuverlässig bei akuten Erkrankungen wie auch chronischen Beschwerden. Insbesondere die möglichst risikoarme Behandlung von Kindern erfährt in der heutigen Zeit eine immer größere Nachfrage. Viele Erkrankungen im Kindesalter lassen sich erwiesenermaßen mit Homöopathie effektiv behandeln. Denken Sie nur an das Dauerthema der immer wiederkehrenden Infekte und Erkältungskrankheiten. Und was oftmals nicht bekannt ist: Homöopathische Arzneimittel können auch zusätzlich zu schulmedizinischen Medikamenten eingenommen werden. Dabei vermögen sie deren unerwünschte Wirkungen zu lindern.

Ein weiterer Vorteil: Bei sachgemäßer Anwendung ist die Homöopathie frei von schädlichen Nebenwirkungen. Denn im Gegensatz zur Schulmedizin, die dem Körper die Arbeit der Bekämpfung der Krankheit abnimmt, stärkt die Homöopathie durch die individuelle Auswahl des Mittels ganz gezielt die Selbstheilungskräfte. Dies ist mit ein Grund, warum homöopathische Mittel bei Kindern so schnell wirken.
Auf den folgenden Seiten möchte ich Sie mit den Grundlagen der Homöopathie vertraut machen; Sie erfahren auch, wie Sie mit diesem Buch am besten umgehen und was Sie bei der Selbstbehandlung beachten sollten. Sie werden feststellen, dass Sie das richtige Mittel für Ihr Kind rasch finden – dank des QUICKFINDERS HOMÖOPATHIE für KINDER.

Homöopathie – ein kurzer Überblick

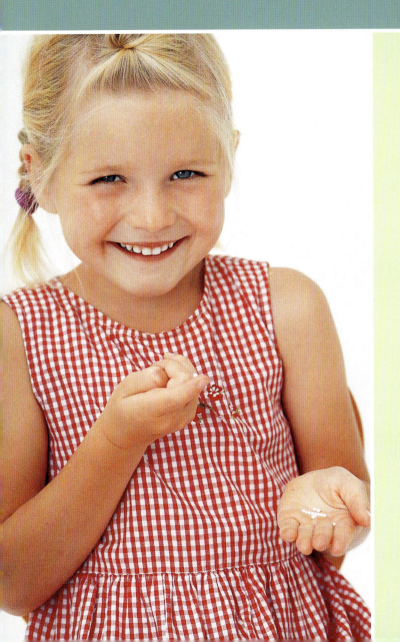

In diesem Kapitel

Einführung in die Homöopathie – zum besseren Verständnis

Wie alles begann	6
Die Ähnlichkeitsregel	6

Hintergrund der Homöopathie – wie sie wirkt

Die Homöopathie – eine Reiztherapie	8
Das individuelle Mittel	8
Homöopathie – Glaube oder Realität?	9

Grundlegendes zur Homöopathie – was Sie wissen sollten

Wie ein Homöopathikum entsteht	10
Die Darreichungsformen	11
Die Erstverschlimmerung	11
Die Selbstbehandlung	12

HOMÖOPATHIE – EIN KURZER ÜBERBLICK

Einführung in die Homöopathie – zum besseren Verständnis

Wie alles begann

Die Homöopathie wurde vor über 200 Jahren von dem deutschen Arzt Samuel Hahnemann begründet. Er war sehr enttäuscht von den damaligen Mitteln, seinen Patienten zu helfen, und suchte nach neuen Wegen zur Heilung.
Am Anfang stand ein Selbstversuch von Hahnemann. Er hatte gelesen, dass Chinarinde Malaria heilen sollte. Da er sehr skeptisch war, wollte er das Mittel an sich ausprobieren. Dabei stellte er fest, dass er nach der Einnahme von Chinarinde die Symptome einer Malaria entwickelte. Neugierig geworden, führte er weitere Versuche mit anderen Mitteln durch, zuerst nur an sich, später dann auch an seinen Schülern. Als Ergebnis stellte er seine Theorie auf, wonach ein Mittel die Symptome eines Kranken zu heilen vermag, wenn es diese Symptome bei einem Gesunden hervorruft.

Die Ähnlichkeitsregel

Seine Theorie formulierte Hahnemann als so genannte Ähnlichkeitsregel: „Similia similibus curentur" (Ähnliches kann durch Ähnliches geheilt werden). Er versuchte nun über Arzneimittelprüfungen an Gesunden, gezielt Mittel für Krankheitssymptome zu finden, die beim Gesunden eben diese Symptome auslösten. Auf diese Weise kannte Hahnemann bereits etwa 100 homöopathische Mittel. Für alle entwickelte er Beschreibungen, so genannte Arzneimittelbilder. Das ist eine Auflistung aller Symptome, die sich zeigen, wenn ein Gesunder die Grundsubstanz, aus der das Mittel gewonnen wurde, zu sich nimmt.
Die Arzneimittelbilder werden nach dem Kopf-zu-Fuß-Schema dokumentiert und enthalten sowohl seelische als auch körperliche Symptome, was Ihnen das Kapitel 3 (ab Seite 114) in Kurzform zeigt.

> ➜ **Lieferbarkeit der Mittel**
>
> Nicht alle Homöopathika sind in jeder Potenz und Darreichungsform sofort lieferbar. Die Apotheke kann Ihnen das Mittel aber innerhalb von etwa zwei Tagen besorgen.

Auch heutzutage bilden Arzneimittelprüfungen den wesentlichen Teil der homöopathischen Forschung. Dadurch werden bislang nicht verwendete Naturstoffe auf ihre Wirksamkeit überprüft und in den homöopathischen Arzneimittelschatz aufgenommen. Derzeit kennt man etwa 2500 Homöopathika. Eines der neueren Mittel ist Cardiospermum, das aus der tropischen Schlingpflanze *Cardiospermum halicacabum* (Herzsame) hergestellt wird. Es hat sich bei Neurodermitis bewährt und wird deshalb das „homöopathische Cortison" genannt, ohne jedoch die üblichen Nebenwirkungen von Cortison zu zeigen. Übrigens hilft Cardiospermum auch bei einer Tierhaarallergie, weil es die Allergiebereitschaft reduziert.

Auch Okoubaka zählt zu den neueren Mitteln. Ausgangsstoff ist der Schwarzafrikanische Rindenbaum (*Okoubaka aubrevillei*). Okoubaka ist ein wichtiges „Kindermittel". Viele Eltern machen damit ihre ersten Erfahrungen mit der Homöopathie. Musste das Kind wegen andauernder Infekte immer wieder Antibiotika einnehmen, kann es in der Folge unter Magen-Darm-Problemen, Appetitlosigkeit und allgemeiner Leistungsschwäche leiden – bis hin zur Entwicklungsverzögerung. Bekommen solche Kinder Okoubaka verabreicht, bessert sich ihr Zustand oft rapide.

Als „therapeutische Goldkörnchen", zumal bei Erkrankungen im Kindesalter, haben sich zwei weitere Mittel erwiesen: Luffa (Kürbisschwämmchen) hilft bei Hausstaubmilbenallergie sowie Nasennebenhöhlenentzündung, Galphimia glauca lindert Heuschnupfen. Beide Mittel gewinnt man aus mittel- bzw. südamerikanischen Pflanzen.

Die Ähnlichkeitsregel in der Praxis

An einigen Beispielen aus der Praxis möchte ich Ihnen verdeutlichen, wie man über die Ähnlichkeitsregel zum richtigen Mittel kommt:

→ Stellen Sie sich vor, Ihr Kind ist durch ein Brennnesselfeld gelaufen. Auf der Haut bilden sich viele kleine, rötliche Pusteln, die brennend schmerzen. Genau bei diesen Symptomen können Sie das Mittel Urtica urens (Brennnessel) einsetzen: bei Insektenstichen und Kontaktdermatitis (siehe Seite 105).

→ Wer von uns kennt nicht die Folgen, wenn uns ein Rhabarber-Kompott zu gut geschmeckt hat? Oftmals stellen sich nur kurze Zeit später leichte Bauchkrämpfe ein und ein starker Stuhldrang mit säuerlich riechendem, schäumendem Durchfall. Gerade bei Kleinkindern zeigt sich eine akute Durchfallerkrankung häufig in der geschilderten Weise: „als ob man Rhabarber gegessen hätte". Und tatsächlich hat sich dann Rhabarber (Rheum, siehe Seite 78) bewährt.

→ Erinnern Sie sich an Ihre erste Zigarette? Auch wenn man es nicht wahrhaben wollte: Es wurde einem unmittelbar danach sterbensübel und schwindelig. Deshalb hilft das Homöopathikum Tabacum (Tabak) bei „Reiseübelkeit".

> **→ Versehentliche Einnahme**
>
> Hat Ihr Kind ein in diesem Buch genanntes Mittel versehentlich eingenommen oder eine größere Menge davon, dann brauchen Sie bei den Kügelchen oder Tabletten keine Befürchtungen zu haben. Im unwahrscheinlichen Fall, dass Ihr Kind ein ganzes Fläschchen mit alkoholhaltigen Tropfen getrunken hat, holen Sie sofort medizinische Hilfe!

HOMÖOPATHIE – EIN KURZER ÜBERBLICK

Hintergrund der Homöopathie – wie sie wirkt

Die Homöopathie – eine Reiztherapie

Nach dem Verständnis Hahnemanns entstand eine Krankheit, weil ein inneres Ungleichgewicht die Lebenskraft des Menschen geschwächt hatte. Mit seinen homöopathischen Mitteln regte er die Selbstheilungskräfte des Organismus an, die Krankheit von innen heraus zu behandeln. Im Verlauf der Auseinandersetzung mit der Krankheit entwickelt der Mensch die typischen Symptome. Sie können sich sowohl auf der körperlichen Ebene (etwa als Husten) als auch auf der seelischen Ebene (zum Beispiel als Zorn oder Weinerlichkeit) äußern. Die Symptome weisen also den Weg, um wieder zu Gesundheit zu gelangen. Denn nach der Ähnlichkeitsregel hilft nur das Mittel, das den Symptomen am nächsten kommt. Es regt den Organismus an, das Ungleichgewicht zu beheben, setzt also einen Reiz. Ich möchte Ihnen das am konkreten Beispiel einer Verbrennung erläutern. Ihr Kind hat trotz Ihrer Warnung den heißen Topf angefasst und sich eine schmerzende Brandblase zugezogen. Nach gängiger Lehrmeinung würden Sie die Hand Ihres Kindes kühlen. Doch sobald das kalte Wasser weg ist, kommt der Schmerz verstärkt wieder. Nach dem homöopathischen Ähnlichkeitsprinzip verabreichen Sie ein Mittel, das ebenfalls brennende Schmerzen verursacht, zum Beispiel Cantharis. Sie setzen damit einen Reiz, der die Selbstheilungskräfte veranlasst, etwas gegen die Brandblase zu unternehmen. Mit der Folge, dass die Schmerzen nachlassen und die Blase verschwindet. Man sagt deshalb auch, die Homöopathie sei eine Reiz- und Regulationstherapie – vergleichbar der Kneipp-Kur: Hier setzen Sie gegen kalte Füße einen Reiz mit eher kaltem Wasser. Dadurch regen Sie die Durchblutung an, die Füße werden warm. Auch die Akupunktur zählt zu den Reiztherapien. Nadelt der Therapeut etwa bei Migräne die entsprechenden Stellen, wird das energetische Gleichgewicht im Körper wiederhergestellt, der Schmerz verschwindet.

Das individuelle Mittel

Haben Sie für Ihr Kind das richtige Mittel gefunden, das auf die Beschwer-

Hintergrund der Homöopathie

> **→ Der bewährte Tipp**
>
> Setzen Sie bitte nicht die vom Kinderarzt verordneten Medikamente ab, ohne vorher mit ihm gesprochen zu haben. Sie können Ihrem Kind jedoch alle in diesem Buch genannten homöopathischen Mittel in den entsprechenden Potenzen zusätzlich verabreichen. Wechselwirkungen brauchen Sie nicht zu befürchten. Vielmehr können damit die Nebenwirkungen allopathischer Medikamente reduziert und in aller Regel der akute Krankheitsverlauf abgekürzt werden.

den zutrifft, spricht man vom Simile. Nur dieses Mittel passt momentan und hilft. Es entspricht weitestgehend gemäß der Ähnlichkeitsregel dem ganz persönlichen Beschwerdenbild des Patienten, ist also sein individuelles Mittel.
Auch dazu ein Beispiel: Ihr Kind hat wiederholt einen fieberhaften Infekt. Je nach Aussehen und Verhalten sowie geäußerten Beschwerden geben Sie ihm „sein" Mittel, was ihm rasch helfen wird. Dies bedeutet aber noch lange nicht, dass das Mittel auch dem fiebernden Kind der Nachbarin helfen würde. Dann müssten sich nämlich die Symptome in wesentlichen Punkten ähneln – was eher unwahrscheinlich ist. Das Nachbarskind braucht also sein eigenes Mittel.
Zusammenfassend kann man sagen: Soll eine homöopathische Behandlung erfolgreich sein, muss man das Mittel finden, dessen Arzneimittelbild (siehe Seite 6) weitestgehend mit den Symptomen des Kranken übereinstimmt. Diese Symptome stehen in den Tabellen in Kapitel 2 unter den Stichpunkten „wo oder warum" und „was". Zusätzlich erleichtern die Stichpunkte „wie", „wie noch" und „außerdem" die Mittelfindung, weil dadurch die Symptome noch genauer differenziert werden.

Homöopathie – Glaube oder Realität?

Wie oft hört man: „Wissen Sie, anfangs war mein Mann äußerst skeptisch und hat gelächelt, als ich unserem zahnenden Kind Chamomilla-Globuli gegeben habe. Aber unser Kleiner war daraufhin viel ruhiger und weinte nicht mehr – und wir konnten nachts wieder ruhig schlafen. Und als eine gute Freundin von uns erzählte, dass sie die Windeldermatitis ihres Säuglings erfolgreich mit Homöopathie behandelt hatte, war die Skepsis bei meinem Mann verflogen. Wenn irgendwie möglich, so mein Mann kürzlich vor einer größeren Gesellschaft, behandeln wir uns selbst – und zwar mit Homöopathie."
Die erfolgreiche homöopathische Behandlung bei Neugeborenen, Säuglingen und Kleinkindern, im Übrigen auch die eindeutigen Behandlungserfolge bei Tieren, sind klare Beweise für die Wirksamkeit. Und auch die Forschung liefert immer mehr Nachweise, dass Homöopathika hochwirksam und erfolgreich sind.

> **→ Wichtiger Hinweis**
>
> Manchen homöopathischen Arzneimitteln liegt ein Warnhinweis bei, wonach das Mittel erst für Kinder ab dem 12. Lebensjahr geeignet ist. Sollte dies auch auf ein in diesem Buch genanntes Mittel zutreffen, dann können Sie dennoch das Mittel in der angegebenen Potenz geben.

HOMÖOPATHIE – EIN KURZER ÜBERBLICK

Grundlegendes zur Homöopathie – was Sie wissen sollten

Wie ein Homöopathikum entsteht

Die Grundstoffe der homöopathischen Mittel sind Tiere und Pflanzen oder Teile davon, außerdem Mineralien, Metalle und Säuren. Darunter sind auch Stoffe, die eigentlich giftig sind, wie Tollkirsche (Belladonna) oder Salpetersäure (Acidum nitricum).

Hahnemann wusste um die Gefährlichkeit solcher Naturstoffe, andererseits aber auch um deren potenzielle Heilwirkung, und verabreichte sie nur in geringsten Dosen. Trotzdem bewirkten sie bei seinen Patienten noch Vergiftungserscheinungen. Deshalb ging er dazu über, diese Substanzen vor ihrer Anwendung zu „verdünnen". Zu seiner Überraschung verloren die Naturstoffe dadurch nicht nur ihre Giftigkeit, sondern sie wirkten stärker und zeigten bei sachgerechter Anwendung keine Nebenwirkungen. Deshalb sprach Hahnemann nicht von Verdünnung, sondern von Dynamisation. Heute spricht man von Potenzierung.

Wie wird potenziert?

Feste Grundstoffe werden zerrieben oder zerkleinert und in Alkohol gelöst. Diese Lösungen beziehungsweise die flüssigen Grundstoffe bilden die Ausgangsstoffe für die Homöopathika, die Urtinktur. Daraus entsteht das homöopathische Mittel, indem es nach den Angaben Hahnemanns gemäß den rechtsverbindlichen Vorschriften des Homöopathischen Arzneibuches (HAB) mit einer Trägersubstanz (Alkohol, Wasser, Milchzucker) verschüttelt oder verrieben wird. Je nach dem Verhältnis der verwendeten Teile von Urtinktur und Trägersubstanz unterscheidet man verschiedene Potenzen: Bei einer „Centesimal-Potenz" wird 1 Teil der Urtinktur mit 99 Teilen der Trägersubstanz verschüttelt, bei einer „Dezimal-Potenz" 1 Teil Urtinktur mit 9 Teilen Trägersubstanz. Die hieraus resultierenden Potenzen heißen C 1 bzw. D 1. Dieser Potenzierungsvorgang wird stufenweise bis zur benötigten Potenz durchgeführt. Das heißt, für eine D 3 wird 1 Teil der D 1 mit 9 Teilen Trägersubstanz und von der D 2 wieder 1 Teil mit 9 Teilen Trägersubstanz verschüttelt. Für eine C 6 wird dieser Vorgang dann entsprechend sechsmal vorgenommen.

In diesem Buch empfehle ich aufgrund meiner Erfahrung für die Selbstbehandlung D 6- und D 12-Potenzen; alle Angaben zur Häufigkeit der Einnahme sind auf Kinder abgestimmt. Klassische Homöopathen setzen auch LM- oder Q-Potenzen ein, insbesondere bei langwierigen chronischen Erkrankungen, die sich nicht zur Selbstbehandlung eignen.

Die Darreichungsformen

Homöopathische Arzneimittel stehen in verschiedenen Darreichungsformen zur Verfügung, wobei sich für die Selbstbehandlung nur die drei unten aufgeführten Formen eignen. In ihrer Wirksamkeit unterscheiden sie sich jedoch nicht.

→ Dilution (alkoholische Tropfen; Dil.) sind bei Kindern weniger gebräuchlich. Wollen Sie sie anwenden, empfiehlt es sich, die Tropfen mit etwas Wasser (oder Fruchtsaft) vermischt zu geben.

→ Globuli (zuckerhaltige Streukügelchen, auf die die Dilution aufgetropft wurde; Glob.) werden Kindern am häufigsten verabreicht. Wegen der geringen Zuckermenge können selbst Diabetiker Globuli einnehmen. Auch fördern die Kügelchen Karies nicht.

→ Tabletten (in Laktose verrieben und danach zur Tablette gepresst; Tabl.) können statt der Globuli gegeben werden, zumal manche Mittel, etwa Ferrum phosphoricum, erst ab D 10 als Globuli herstellbar sind. Verträgt Ihr Kind keinen Milchzucker (Laktoseintoleranz), sollten Sie ihm statt der Tabletten Globuli, gegebenenfalls Tropfen geben.
Es spielt übrigens keine Rolle, ob Sie das Mittel in einer D- oder C-Potenz haben, denn entscheidend für die Wirkung ist die Anzahl der Potenzierungsschritte: So entsprechen sich D 6 und C 6 bzw. D 12 und C 12 usw.

→ Manche Mittel stehen übrigens auch als Salbe zur äußerlichen Anwendung zur Verfügung. Damit können Sie bei einigen Beschwerden die Einnahme

→ Stillende Mütter

Stillen Sie Ihr krankes Kind noch, dann können Sie das Mittel als zerstoßene Tablette vor dem Stillen auf die Brustwarze auftragen. Oder Sie nehmen das Mittel ein. Über die Muttermilch kommt es dem Kind zugute.

des Mittels unterstützen. Näheres dazu erfahren Sie auf Seite 146 bei der „Homöopathischen Hausapotheke".

Die richtige Menge verabreichen

Die Verabreichung richtet sich nach der Form der Darreichung und dem Alter des Kindes:

→ Neugeborene und Säuglinge erhalten pro Gabe 1 Globulus, den Sie ihm zwischen Unterlippe und Kiefer in die Mundschleimhaut legen.

→ Einem Kleinkind geben Sie pro Gabe 3 Globuli. Es soll die Globuli unter die Zunge legen und zergehen lassen. Oder Sie lösen die Globuli in etwas Wasser auf und geben dies dem Kind zum Trinken.

→ Schulkinder und Erwachsene nehmen 5 Globuli pro Gabe (Einnahme siehe unter Kleinkind).

→ Eine Tablette entspricht 3 bis 5 Globuli; bei Neugeborenen und Säuglingen zerstoßen Sie die Tablette zu Pulver und geben davon die Hälfte pro Gabe.

Die Erstverschlimmerung

Darunter versteht man eine kurzzeitige Zunahme der Beschwerden nach der erstmaligen Einnahme des richtigen

HOMÖOPATHIE – EIN KURZER ÜBERBLICK

Mittels. Dies ist damit zu erklären, dass die Homöopathie als Reiz- und Regulationstherapie wirkt: Das Mittel hilft, weil es beim gesunden Menschen die gleichen Symptome hervorruft, die der Kranke zeigt. Die so stimulierte Heilreaktion kann zu einer starken Reaktion, eben der Erstverschlimmerung, führen. Falls Ihr Kind eine Erstverschlimmerung zeigt, setzen Sie das Mittel bitte ab und gehen zu einem Homöopathen.

Die im Buch angegebenen Potenzen und Dosierungen rufen allerdings kaum eine Erstverschlimmerung hervor; diese ist bei höheren Potenzen wie zum Beispiel D 30/C 30 oder D 200/C 200 ungleich viel häufiger. Im Übrigen sollten hohe Potenzen nur vom erfahrenen Therapeuten angewendet werden, da sie eine äußerst exakte Übereinstimmung zwischen dem Krankheitsbild und dem Arzneimittelbild notwendig machen.

Die Selbstbehandlung

Während des Behandlungsverlaufs können Sie durch Beobachten feststellen, ob Sie für Ihr Kind das richtige Mittel gewählt haben. Achten Sie dabei nicht nur auf die körperlichen Symptome, sondern auch auf das Allgemeinbefinden des Kindes: Insbesondere Gesichtsfarbe und -ausdruck, die Art des Schwitzens sowie die Augen geben Ihnen wichtige Hinweise auf den Krankheitszustand. Bedenken Sie bitte, dass mit Homöopathika eine akute Erkrankung wie ein fieberhafter Infekt viel rascher abklingt als etwa ein chronisches Leiden wie die immer wieder auftretenden Schulkopfschmerzen.

➜ Versuchen Sie stets, das richtige Mittel auszuwählen; im Einzelfall können Sie auch einmal zwei Mittel kombinieren, etwa Belladonna und Ferrum phosphoricum bei Ohrenschmerzen.

➜ Ist Ihr Kind akut erkrankt, dann überprüfen Sie bitte innerhalb der nächsten zwei bis drei Stunden, ob das Mittel noch passt. Gerade bei Infekten, die sich rasch entwickeln, kann eine Änderung des Mittels durchaus in Frage kommen. Setzen Sie dann die zuerst gegebene Arznei ab und geben das neue Mittel. Sie brauchen bei den in diesem Buch angegebenen Mitteln nicht zu befürchten, Ihrem Kind geschadet zu haben.

So gehen Sie übrigens auch vor, wenn Sie einmal trotz sorgfältigen Abwägens ein „falsches" Mittel ausgewählt haben.

➜ Sobald es Ihrem Kind besser geht, reduzieren Sie unbedingt die Häufigkeit der Mittelgabe! Als Faustregel gilt: Nur noch halb so häufig geben wie bisher, das heißt, statt 3-mal täglich reicht es dann je nach Befinden aus, das Mittel 1- bis 2-mal täglich einzunehmen bzw. statt 2-mal täglich nur noch 1-mal täglich. Sobald es dem Kind gut geht, setzen Sie das Mittel ab!

➜ Ich empfehle Ihnen, das Mittel längstens drei Wochen zu geben und dann eine etwa einwöchige Behandlungspause einzulegen. Haben sich die Beschwerden gebessert, sind aber noch teilweise vorhanden, geben Sie nach Überprüfung der Symptome das Mittel erneut für maximal drei Wochen. Treten die früher stark vorhandenen Symptome nach der einwöchigen Pause nur noch gelegentlich auf, dann geben Sie von dem Mittel nur eine einmalige Gabe. Meist klingen die Beschwerden daraufhin wieder ab.

➜ Geben Sie das Mittel zirka eine halbe Stunde vor oder nach dem Essen.

➜ Nimmt Ihr Kind aufgrund länger bestehender Beschwerden ein Homöopathikum ein und es erkrankt nun akut, dann setzen Sie das bisherige Mittel ab. Suchen Sie nun das auf die Akutsituation

Grundlegendes zur Homöopathie

passende Mittel und geben Sie Ihrem Kind nur dieses. Sobald die akuten Beschwerden abgeklungen sind, setzen Sie das „Akut-Mittel" ab und geben wieder das Mittel, das Sie aufgrund der zuvor bestandenen Beschwerden ausgewählt hatten. Bitte suchen Sie im Zweifelsfall einen erfahrenen Therapeuten auf.

→ Sind Sie mit Ihrem Kind bereits in homöopathischer Behandlung, dann sollten Sie eine Selbstbehandlung möglichst mit dem Therapeuten abstimmen.

→ Haben Sie das Mittel in einer anderen als der in diesem Buch angegebenen Potenz zu Hause, können Sie es dennoch bei passenden Symptomen Ihrem Kind ohne Risiko geben. Bitte berücksichtigen Sie dann aber die Anwendungshäufigkeit: Die D 6 geben Sie 3-mal täglich, die D 12 nur 2-mal täglich.

→ Verwenden Sie während der homöopathischen Behandlung keine Substanzen, die die Arzneimittelwirkung abschwächen. Dazu zählen vor allem koffeinhaltige Getränke (wie Cola), ätherische Öle (zum Beispiel zum Inhalieren) sowie stark duftende Gewürze.

→ Verabreichen Sie Tropfen oder in Wasser aufgelöste Globuli nur mit einem Plastik- oder Porzellanlöffel.

→ Bewahren Sie die homöopathischen Mittel an einem trockenen und lichtgeschützten Ort auf. Lagern Sie sie möglichst nicht in unmittelbarer Nähe von elektromagnetischen Feldern, beispielsweise im Bereich von Computern, Handys oder Mikrowellengeräten.

→ Geht es Ihrem Kind nach der Einnahme des Mittels schlechter, dann setzen Sie dieses bei akuten Beschwerden (etwa Heuschnupfen) für einen halben Tag ab, danach geben Sie es wieder, aber nur noch halb so häufig wie zu Beginn. Bei chronischen Beschwerden (zum Beispiel Verdauungsstörungen) setzen Sie die Behandlung für ein bis zwei Tage aus und geben danach dasselbe Mittel wieder, aber nur noch halb so häufig. Geht es Ihrem Kind danach trotzdem wieder schlechter, gehen Sie sofort zum Arzt.

Grenzen der Selbstbehandlung

Bei der Selbstbehandlung Ihres Kindes sollten Sie Sicherheitsregeln einhalten.

→ Je jünger das Kind ist, desto eher sollten Sie grundsätzlich medizinische Hilfe in Anspruch nehmen. Gerade bei Säuglingen und Kleinkindern können sich aus vermeintlich harmlosen Beschwerden lebensbedrohliche Erkrankungen entwickeln, sofern Erstere nicht erkannt und rechtzeitig behandelt werden.

→ Nicht alle Krankheiten lassen sich homöopathisch behandeln. Ein typisches Beispiel ist die akute Blinddarmentzündung: Hier muss operiert werden! Wenn Sie bei einer akuten Erkrankung nach ein bis zwei Tagen Behandlung keine Besserung erkennen, gehen Sie bitte umgehend zum Arzt.

> **→ Unterschiedliche Bezeichnungen**
>
> Manche Homöopathika haben unterschiedliche Bezeichnungen, was beim Kauf zu Missverständnissen führen kann. Ein Beispiel: Antimonium crudum ist der traditionelle homöopathische Name, Stibium sulfuratum nigrum die Arzneibuch-Bezeichnung; nur unter diesem Namen findet der Apotheker das Mittel in seiner EDV. Falls Sie ein Mittel nicht bekommen, schauen Sie im Mittelregister auf Seite 153 nach; unter der angegebenen Seitenzahl finden Sie das Mittel mit der Arzneibuch-Bezeichnung.

2. Beschwerden von Kopf bis Fuß

Bitte machen Sie sich mit dem in der Homöopathie gebräuchlichen Ordnungsschema „von Kopf bis Fuß" vertraut – am besten in Ruhe, ehe bei Ihrem Kind akute Beschwerden auftreten. Auf der nebenstehenden Seite sehen Sie die acht Körperregionen und Bereiche, denen die einzelnen Beschwerden tabellarisch zugeordnet sind; dies ermöglicht Ihnen einen besonders raschen Zugriff.

➜ Je nachdem, wo Ihr Kind seine hauptsächlichen Beschwerden hat (Beispiel Bauch), schlagen Sie den entsprechenden farblich markierten Bereich auf.

➜ Auf Seite 73 finden Sie die entsprechenden Beschwerdenbilder und Erkrankungen genannt – meist noch einmal untergliedert, z.B. „Magen und Darm". Lesen Sie dann bitte den erläuternden Text zu den Beschwerdenbildern.

➜ Schlagen Sie nun die fragliche Seite auf (Beispiel Durchfall, Seite 78). Gehen Sie jetzt die beiden linken Rubriken „wo oder warum" und „was" von oben nach unten durch. Was trifft auf Ihr Kind momentan am ehesten zu? Beispiel: wässriger Durchfall infolge emotionaler Ereignisse. Die Pfeile helfen die Zusammenhänge der Beschwerden zu erkennen.

➜ Lesen Sie nun, immer dem Pfeil folgend, weiter unter „wie", „wie noch" und „außerdem"; dabei bedeutet ↓ schlimmer durch, ↑ besser durch. Diese Angaben präzisieren die Beschwerden, z.B. besser durch Wärme, zieht die Beine an.

➜ Es müssen nicht alle beschriebenen Symptome zutreffen. Doch je mehr es sind, desto eher haben Sie das richtige homöopathische Arzneimittel gefunden.

➜ In der rechten Rubrik finden Sie das jeweilige Mittel mit Angaben zu Potenz und Dosierung: hier Colocynthis D 6.

Eine Sonderseite stellt Seite 18/19 (Neugeborene) dar. Hier finden Sie in den beiden linken Spalten die Krankheiten. Sie können aber für die Mittelsuche wie oben beschrieben vorgehen.

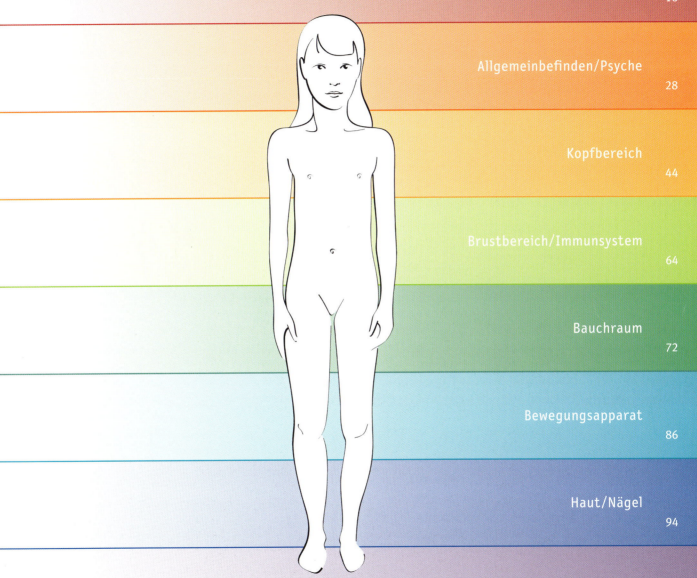

Neugeborene/ klassische Kinderkrankheiten

Hat Ihr Kind Fieber, fragen Sie nach, ob auch andere Kinder erkrankt sind. Lassen Sie bitte umgehend von einem Arzt die Diagnose stellen (Ansteckungsgefahr!) – je jünger Ihr Kind ist, desto rascher. Schnell steigendes oder anhaltend hohes Fieber, schweres Atmen, schlaffe Muskulatur sind Alarmzeichen, ebenso ungewohnte Reaktionen: Holen Sie sofort einen Arzt!

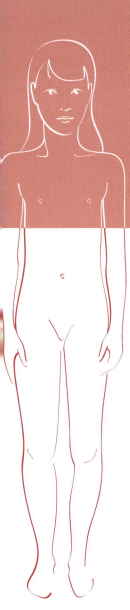

Neugeborene

Ihr Baby ist gesund zur Welt gekommen. Sollten sich bei ihm Beschwerden entwickeln, die die Hebamme oder der Kinderarzt behandeln, können Sie zusätzlich Homöopathika einsetzen. Deshalb nenne ich in alphabetischer Reihenfolge die bei Neugeborenen am häufigsten auftretenden Beschwerden, die sich besonders gut mit Homöopathie heilen lassen.

Krankheiten ohne Ausschlag

Zu den klassischen Kinderkrankheiten, bei denen sich kein Hautausschlag entwickelt, gehören Drei-Tage-Fieber, Keuchhusten, Mumps sowie das Pfeiffersche Drüsenfieber.
Beim **Drei-Tage-Fieber** hat das Kind – wie der Name sagt – etwa drei Tage Fieber, das danach relativ rasch wieder abklingt; in sehr seltenen Fällen kann eine kaum wahrnehmbare Hautrötung auftreten, die ebenfalls rasch abklingt.

Keuchhusten kann sich auch nach Abklingen der akuten Phase über Wochen hinziehen. Er wird oft erst durch das typische, vor allem nächtliche Husten erkannt. Hier gilt insbesondere, dass er bei Säuglingen ungleich viel dramatischer verlaufen kann als bei älteren Kindern.
Bei **Mumps**, der entzündlichen Schwellung der Ohrspeicheldrüsen, sowie beim **Pfeifferschen Drüsenfieber** hilft die Homöopathie, den Krankheitsverlauf abzukürzen und Komplikationen zu vermeiden. Gerade das Pfeiffersche Drüsenfieber kommt bei älteren Kindern, insbesondere bei Jugendlichen, immer häufiger vor. Dabei sind die Halslymphdrüsen schmerzhaft geschwollen, die Schluckbeschwerden halten lange an.

Krankheiten mit Ausschlag

Klassische Kinderkrankheiten, die in ihrem Verlauf einen meist typischen und deshalb für die Diagnosestellung bedeutsamen Hautausschlag entwickeln, sind Masern, Röteln bzw. Ringelröteln, Scharlach und Windpocken.

Treten **Masern** in Ihrer Umgebung auf, sollten Sie bei Ihrem Kind besonders wachsam sein, da sie oft mit Komplikationen verlaufen. Da nach dem Abklingen der akuten Infektion das Immunsystem für einige Zeit noch geschwächt ist, steigert die Homöopathie die körpereigene Abwehr des Kindes.

Röteln wie auch **Ringelröteln** sind für Schwangere gefährlich; hingegen verlaufen sie beim Kind meist harmlos, oft als fieberhafter Infekt mit Ausschlag.

Scharlach wird meist mittels eines Rachenabstrichs diagnostiziert. Da Ihr Kind daran häufiger erkranken kann, ist eine konsequente homöopathische Begleitbehandlung umso sinnvoller. Auch der juckende, häufig schmerzende Hautausschlag bei **Windpocken** lässt sich wirksam mit Homöopathika behandeln.

Aus homöopathischer Sicht ist es wichtig, dass sich bei diesen Kinderkrankheiten der Hautausschlag entwickelt und nicht „nach innen schlägt": Letzteres kann zu Komplikationen und in der Folge zu dauerhafter Schädigung innerer Organe führen. Damit sich der Hautausschlag verstärkt, können Sie Ihrem Kind einmalig 3 Globuli Sulfur D 12 geben – bitte aber nur in Abstimmung mit einem Homöopathen! Mit dem passenden Mittel heilen Sie dann die Kinderkrankheit aus. Wichtig: Trotz Impfung kann eine Kinderkrankheit auftreten!

In diesem Kapitel

Neugeborene 18

Krankheiten ohne Ausschlag

Drei-Tage-Fieber	20
Keuchhusten	21
Mumps	22
Pfeiffersches Drüsenfieber	23

Krankheiten mit Ausschlag

Masern	24
Röteln, Ringelröteln	25
Scharlach	26
Windpocken	27

Neugeborene

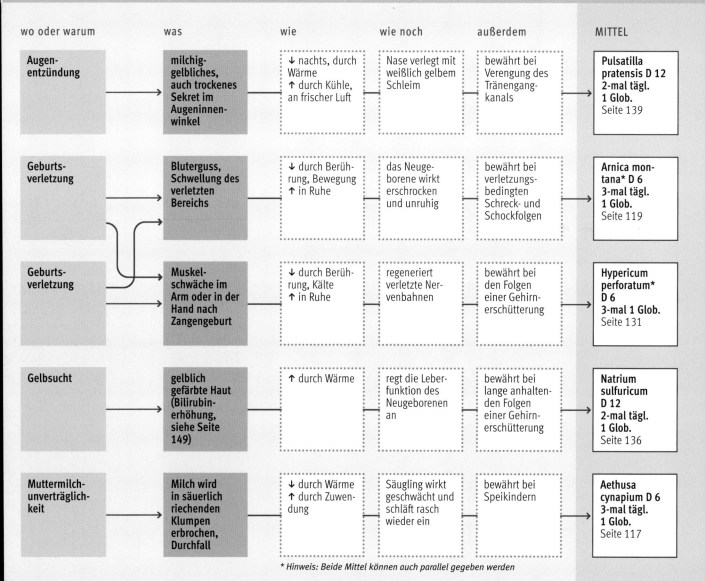

wo oder warum	was	wie	wie noch	außerdem	MITTEL
Augenentzündung	milchig-gelbliches, auch trockenes Sekret im Augeninnenwinkel	↓ nachts, durch Wärme ↑ durch Kühle, an frischer Luft	Nase verlegt mit weißlich gelbem Schleim	bewährt bei Verengung des Tränengangkanals	**Pulsatilla pratensis D 12** 2-mal tägl. 1 Glob. Seite 139
Geburtsverletzung	Bluterguss, Schwellung des verletzten Bereichs	↓ durch Berührung, Bewegung ↑ in Ruhe	das Neugeborene wirkt erschrocken und unruhig	bewährt bei verletzungsbedingten Schreck- und Schockfolgen	**Arnica montana* D 6** 3-mal tägl. 1 Glob. Seite 119
Geburtsverletzung	Muskelschwäche im Arm oder in der Hand nach Zangengeburt	↓ durch Berührung, Kälte ↑ in Ruhe	regeneriert verletzte Nervenbahnen	bewährt bei den Folgen einer Gehirnerschütterung	**Hypericum perforatum* D 6** 3-mal 1 Glob. Seite 131
Gelbsucht	gelblich gefärbte Haut (Bilirubinerhöhung, siehe Seite 149)	↑ durch Wärme	regt die Leberfunktion des Neugeborenen an	bewährt bei lange anhaltenden Folgen einer Gehirnerschütterung	**Natrium sulfuricum D 12** 2-mal tägl. 1 Glob. Seite 136
Muttermilchunverträglichkeit	Milch wird in säuerlich riechenden Klumpen erbrochen, Durchfall	↓ durch Wärme ↑ durch Zuwendung	Säugling wirkt geschwächt und schläft rasch wieder ein	bewährt bei Speikindern	**Aethusa cynapium D 6** 3-mal tägl. 1 Glob. Seite 117

Hinweis: Beide Mittel können auch parallel gegeben werden

Neugeborene

wo oder warum	was	wie	wie noch	außerdem	MITTEL
Nabelentzündung	Nabel ist entzündet und neigt zur Eiterung	↓ durch Kälte, Bewegung	fördert die Wundheilung für einen schönen Nabel	bewährt bei Verletzungen der mütterlichen Geburtswege	Calendula officinalis D 6 3-mal tägl. 1 Glob. Seite 123
Neugeborenenakne	gerötete, unreine Haut auf den Wangen	↓ durch Kälte, Nässe ↑ durch Wärme	Aussehen und Verhalten: der typische „Wonneproppen"	hat reichlich Appetit, verträgt keine (Mutter-) Milch, sabbert ständig	Calcium carbonicum D 12 2-mal tägl. 1 Glob. Seite 122
Schreckzustand, Harnverhalten	hektische Bewegungen, Schreckhaftigkeit	↓ durch Kälte, nachts ↑ in Ruhe	ängstliches, ruheloses Verhalten, blasses Aussehen	das Kind kam „plötzlich" zur Welt, z. B. Kaiserschnitt, Sturzgeburt (Seite 149)	Aconitum napellus D 12 2-mal tägl. 1 Glob. Seite 117
Verdauungsprobleme	unregelmäßiger Stuhlgang, neigt zu Verstopfung mit Blähungen, Aufstoßen	↓ durch feste Nahrung ↑ durch Flüssigkeitszufuhr	Anziehen der Beine (Blähungskolik), anhaltendes Schreien	bewährt nach einer Antibiotikatherapie, zum Aufbau der Darmflora	Okoubaka D 3 3-mal tägl. 1 Glob. Seite 137
verstopfte Nase	Nasenatmung ist behindert durch zähen, gelblichen Schleim	↓ morgens, durch trockene (Zimmer-) Luft ↑ im Freien	Borkenbildung, krustiger Schleim	bewährt bei gelblichem Sekret im Augeninnenwinkel	Luffa operculata D 6 3-mal tägl. 1 Glob. Seite 134

Drei-Tage-Fieber

klass. Kinderkrankheiten

wo oder warum	was	wie	wie noch	außerdem	MITTEL
Kälte, Zugluft, seelische Ereignisse (Schock, Schreck)	rasch ansteigendes Fieber, blasse, trockene Haut, Ängstlichkeit	↓ durch Berührung, Kälte ↑ durch Schweißausbruch	plötzlicher Krankheitsbeginn, innere Unruhe, großer Durst	bewährt beim Infekt im Anfangsstadium, auch bei (Klein-)Kindern	**Aconitum napellus* D 6** stündl. 3 Glob. Seite 117
Hitzeeinwirkung, intensive Sonnenbestrahlung, feuchtkalte (Zug-)Luft, Infekt	plötzlich auftretendes Fieber, hochrotes, heißes Gesicht	↓ durch Berührung, Geräusche, Licht ↑ in Ruhe	Brennschmerz der Haut, klopfende Kopfschmerzen, fiebriges Fantasieren	häufig Folgemittel von Aconitum napellus bei Fieber und Entzündungen	**Belladonna* D 6** stündl. 3 Glob. Seite 120
Infektion, Erkältung, wiederkehrende Mittelohrentzündung	mäßig hohes Fieber, rotes/blasses Gesicht, oft mit Fließschnupfen beginnend	↓ nachts, durch Bewegung ↑ durch kalte Anwendungen	trotz Fieber kaum beeinträchtigtes Allgemeinbefinden, Kind will spielen	bewährt bei wiederkehrenden Mittelohrentzündungen (als D 12, 1-mal tägl. 5 Glob.)	**Ferrum phosphoricum* D 6** stündl. 1 Tabl. Seite 128
feuchtwarmes Wetter, Infektion, seelische Ereignisse (Ärger)	zumeist allmählicher Fieberanstieg, wie betäubt und gelähmt, dunkelrotes Gesicht	↓ abends, in warmen Räumen, durch Wärme	zittrige Schwäche, ohne Energie, friert, ist apathisch, mag nichts trinken	bewährt zur Nachbehandlung von Virusinfekten mit verzögerter Genesung	**Gelsemium sempervirens* D 6** stündl. 3 Glob. Seite 129
Erkältung, Infektion, Zahnen	rotes, schwitzendes Gesicht vom Weinen und Schreien, gereizt, unleidlich	↓ durch Aufregung, Wärme, nachts ↑ durch lokale Wärme	verlangt Dinge, die es dann wütend wegwirft, will getragen werden	bewährt beim Zahnen: Kann die Schmerzen nicht mehr ertragen	**Chamomilla recutita* D 6** stündl. 3 Glob. Seite 124

* Hinweis: 1. Tag stündliche Einnahme, 2. Tag alle 2 Stunden, ab 3. Tag 3-mal täglich

Keuchhusten

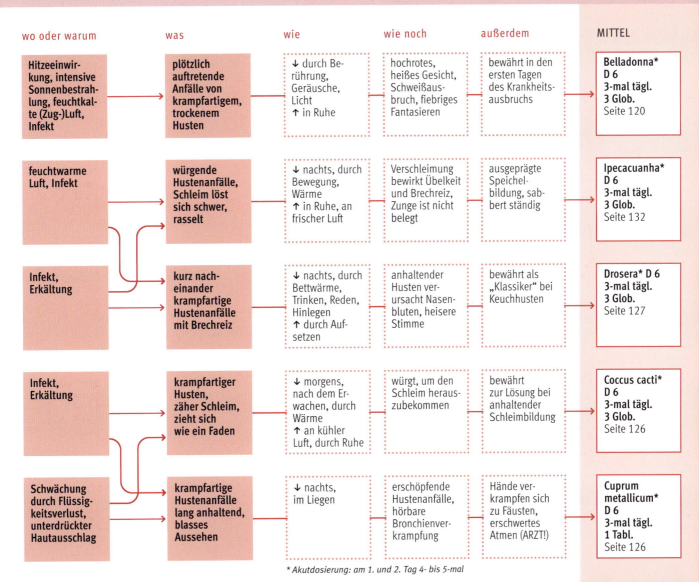

wo oder warum	was	wie	wie noch	außerdem	MITTEL
Hitzeeinwirkung, intensive Sonnenbestrahlung, feuchtkalte (Zug-)Luft, Infekt	plötzlich auftretende Anfälle von krampfartigem, trockenem Husten	↓ durch Berührung, Geräusche, Licht ↑ in Ruhe	hochrotes, heißes Gesicht, Schweißausbruch, fiebriges Fantasieren	bewährt in den ersten Tagen des Krankheitsausbruchs	Belladonna* D 6 3-mal tägl. 3 Glob. Seite 120
feuchtwarme Luft, Infekt	würgende Hustenanfälle, Schleim löst sich schwer, rasselt	↓ nachts, durch Bewegung, Wärme ↑ in Ruhe, an frischer Luft	Verschleimung bewirkt Übelkeit und Brechreiz, Zunge ist nicht belegt	ausgeprägte Speichelbildung, sabbert ständig	Ipecacuanha* D 6 3-mal tägl. 3 Glob. Seite 132
Infekt, Erkältung	kurz nacheinander krampfartige Hustenanfälle mit Brechreiz	↓ nachts, durch Bettwärme, Trinken, Reden, Hinlegen ↑ durch Aufsetzen	anhaltender Husten verursacht Nasenbluten, heisere Stimme	bewährt als „Klassiker" bei Keuchhusten	Drosera* D 6 3-mal tägl. 3 Glob. Seite 127
Infekt, Erkältung	krampfartiger Husten, zäher Schleim, zieht sich wie ein Faden	↓ morgens, nach dem Erwachen, durch Wärme ↑ an kühler Luft, durch Ruhe	würgt, um den Schleim herauszubekommen	bewährt zur Lösung bei anhaltender Schleimbildung	Coccus cacti* D 6 3-mal tägl. 3 Glob. Seite 126
Schwächung durch Flüssigkeitsverlust, unterdrückter Hautausschlag	krampfartige Hustenanfälle lang anhaltend, blasses Aussehen	↓ nachts, im Liegen	erschöpfende Hustenanfälle, hörbare Bronchienverkrampfung	Hände verkrampfen sich zu Fäusten, erschwertes Atmen (ARZT!)	Cuprum metallicum* D 6 3-mal tägl. 1 Tabl. Seite 126

* Akutdosierung: am 1. und 2. Tag 4- bis 5-mal

Mumps

wo oder warum	was	wie	wie noch	außerdem	MITTEL
Infekt (Mandelentzündung), Fieber	starke Schwellung ein- oder beidseitig, kann den Mund nur wenig öffnen	↓ durch Wärme, Berührung ↑ durch kalte Auflagen, an frischer Luft	stechende, brennende Schmerzen im Kiefer-Ohren-Bereich	Ruhelosigkeit mit Bewegungsdrang trotz Müdigkeit, hat keinen Durst	Apis mellifica* D 6 3-mal tägl. 5 Glob. Seite 119
Schnupfen, Nebenhöhlenentzündung, Halsschmerzen	ausgeprägt rechtsseitige starke Schwellung	↓ abends, durch Wärme, Schwüle ↑ an frischer Luft, durch Kühle	verlangt nach warmen Speisen und Süßigkeiten, ist dabei rasch gesättigt	oft verbunden mit wechselndem Stuhlgang und vielen Blähungen	Lycopodium clavatum* D 12 2-mal tägl. 5 Glob. Seite 134
Nässe, körperliche Überanstrengung, fieberhafter Infekt	ausgeprägt linksseitige Schwellung, starke körperliche Unruhe	↓ durch feuchtkaltes Wetter, Ruhe ↑ durch Wärme, fortgesetzte Bewegung	Fieberbläschen, Lippenherpes, ausgeprägte Muskel- und Gelenkschmerzen	auch bewährt bei Windpocken	Rhus toxicodendron* D 12 2-mal tägl. 5 Glob. Seite 140
schwerer Infekt, anhaltende Erkältung	starke Schwellung ein- oder beidseitig, ständiger Speichelfluss	↓ nachts ↑ durch kalte Getränke	nächtliches Schwitzen, übler Mundgeruch	wirkt sehr krank und mitgenommen, Halslymphknoten schmerzhaft geschwollen	Mercurius solubilis* D 12 2-mal tägl. 5 Glob. Seite 135
gehäufte Erkältungen, wiederholt Mandelentzündung	verhärtete Halslymphknoten, Schluckschmerzen, bis in die Ohren ausstrahlend	↓ durch warme Getränke ↑ durch Ruhe, lokale Wärme, kalte Getränke	anhaltendes Krankheitsgefühl, klagt über Gliederschmerzen	bewährtes Drüsenmittel zur Nachbehandlung einer Mumps-Erkrankung	Phytolacca americana* D 6 3-mal tägl. 5 Glob. Seite 138

*Akutdosierung: am 1. und 2. Tag 3- bis 4-mal

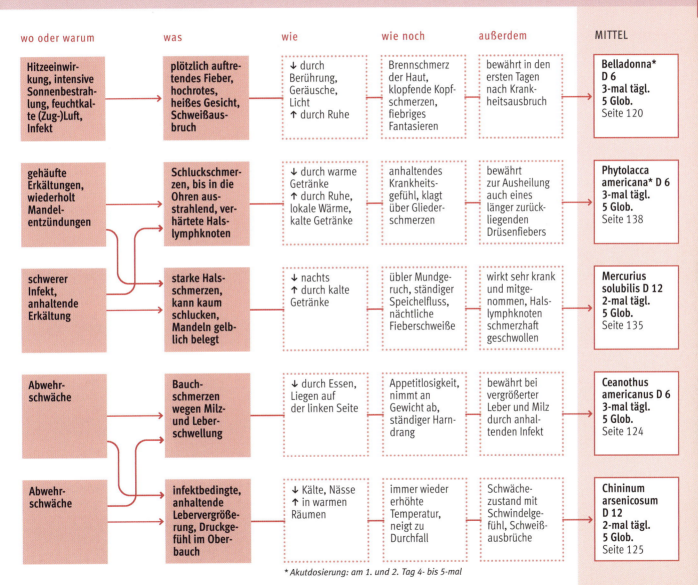

Masern

wo oder warum	was	wie	wie noch	außerdem	MITTEL
Augen	gerötete, stark tränende Augen, hohe Lichtempfindlichkeit	↓ abends, durch Wärme ↑ durch Kälte, abgedunkeltes Licht	Lidränder entzündet, wässrig-schleimiges Nasensekret	bewährt, wenn bei Masern die Augen besonders betroffen sind	**Euphrasia* D 6** 3-mal tägl. 3 Glob. Seite 128
Atemwege, Bronchien	stechende Schmerzen beim Husten, der ganze Brustkorb schmerzt	↓ durch Bewegung, Berührung ↑ durch Schweißausbruch	stechende Kopfschmerzen, Gesicht ist gerötet, fiebrig heiß, großer Durst auf Kaltes	gereizte, fast ärgerliche Stimmung, will in Ruhe gelassen werden	**Bryonia cretica* D 6** 3-mal tägl. 3 Glob. Seite 121
Augen, Nase, Bronchien	milchig-gelblicher Nasenschleim, wässrige, gerötete Augen, Reizhusten	↓ nachts, durch Wärme ↑ durch Kühle, an frischer Luft	aufgedunsenes Gesicht, „verheult und verrotzt", weinerliches, anhängliches Verhalten	bewährt als „Klassiker" bei Mittelohrentzündung infolge von Masern	**Pulsatilla pratensis* D 6** 3-mal tägl. 3 Glob. Seite 139
Bronchien	anhaltend verschleimter Husten mit reichlich zähem Auswurf	↓ nachts, in warmen Räumen, durch Kälte	anfangs wässriger, zunehmend dicklicher Nasenschleim	die Erkrankung setzt sich auf den Bronchien fest	**Ammonium carbonicum D 12** 2-mal tägl. 3 Glob. Seite 118
Bronchien, Haut	stark juckender Hautausschlag, rot und heiß, später schuppend	↓ morgens, durch (Bett-)Wärme ↑ durch Kälte	Husten löst sich schlecht, übel riechender Schweiß, Hitzegefühl am Körper	bewährt, wenn der Hautausschlag sich nicht entwickelt, bei verzögerter Heilung	**Sulfur** D 12** 1-mal tägl. 3 Glob. Seite 143

* Hinweis: 1. Tag stündliche Einnahme, 2. Tag alle 2 Stunden, ab 3. Tag 3-mal täglich
** Hinweis: Erstverschlimmerung möglich

Röteln, Ringelröteln

klass. Kinderkrankheiten

wo oder warum	was	wie	wie noch	außerdem	MITTEL
Infektion, Erkältung, wiederkehrende Mittelohrentzündung	mit Fließschnupfen beginnend, rotes/blasses Gesicht, mäßig hohes Fieber	↓ nachts, durch Bewegung ↑ durch kalte Anwendungen	geschwollene Lymphknoten am Hals, im Nacken, Ohrenschmerzen	Allgemeinbefinden ist kaum beeinträchtigt, das Kind will spielen	**Ferrum phosphoricum*** D 6 3-mal tägl. 1 Tabl. Seite 128
Hitzeeinwirkung, intensive Sonnenbestrahlung, feuchtkalte (Zug-)Luft, Infekt	plötzlicher Beginn mit rasch ansteigendem Fieber, hochrotes Gesicht, schweißig	↓ durch Berührung, Geräusche, Licht ↑ durch Ruhe	tomatenroter Hautausschlag, brennend und schmerzend	klopfende Kopfschmerzen, fiebriges Fantasieren	**Belladonna*** D 6 3-mal tägl. 5 Glob. Seite 120
Infektanfälligkeit	Lymphknotenschwellung und Verschleimung nach Abklingen des Hautausschlags	↓ durch Anstrengung, Kälte, Nässe ↑ durch trockenes Wetter, Wärme	säuerlich riechender Schweiß an Kopf und Nacken, gehäuft Schnupfen und Husten	wohlgenährtes Kind mit großem Appetit, verlangt ständig nach Süßigkeiten	**Calcium carbonicum** D 12 2-mal tägl. 5 Glob. Seite 122
Infektanfälligkeit	gut fühlbare, anhaltende Schwellung der Halslymphknoten, schmerzhaft	↓ durch Wärme ↑ durch Essen, an frischer Luft	stark vergrößerte, oft entzündete Mandeln, gelblicher Nasenschleim	trotz gutem Appetit eher schlankes Kind	**Calcium jodatum** D 12 2-mal tägl. 5 Glob. Seite 122
verzögerter Heilungsverlauf	stark juckender Hautausschlag, rot und heiß, später schuppend	↓ morgens, durch (Bett-)Wärme ↑ durch Kälte	übel riechende Ausdünstung, Hitzegefühl am ganzen Körper	wenn sich der Hautausschlag nicht entwickelt, bei langsam abklingendem Hautausschlag	**Sulfur**** D 12 1-mal tägl. 5 Glob. Seite 143

* Akutdosierung: am 1. und 2. Tag 4- bis 5-mal
** Hinweis: Erstverschlimmerung möglich

Scharlach

wo oder warum	was	wie	wie noch	außerdem	MITTEL
Abwehrschwäche, Infekt, allergische Reaktionslage (Disposition)	hellrote, angeschwollene Rachenschleimhaut, Mandeln und Zäpfchen stark vergrößert	↓ durch Wärme, Berührung ↑ durch kühlende Auflagen, an frischer Luft	stark juckender oder brennender Hautausschlag, fiebrige Hitze am ganzen Körper	ruhelos mit Bewegungsdrang, kein Durst	Apis mellifica* D 6 3-mal tägl. 3 Glob. Seite 119
Hitzeeinwirkung, intensive Sonnenbestrahlung, feuchtkalte (Zug-)Luft, Infekt	hohes Fieber, tomatenrote, trockene Rachenschleimhaut, himbeerfarbene Zunge	↓ durch Berührung, Geräusche, Licht ↑ in Ruhe	Brennschmerz der Haut, klopfende Kopfschmerzen, fiebriges Fantasieren	versuchsweise zur Vorbeugung als C 30 (1-malig 3 Glob.)	Belladonna* D 6 3-mal tägl. 3 Glob. Seite 120
gehäufte Erkältungen, wiederholt Mandelentzündungen	dunkelrote Rachenschleimhaut, Schluckschmerzen, die in die Ohren ausstrahlen	↓ durch warme Getränke ↑ in Ruhe, durch lokale Wärme, kalte Getränke	anhaltendes Krankheitsgefühl, klagt über Gliederschmerzen	auch bewährt zur Ausheilung bei wiederholter Streptokokkenangina (Seite 149)	Phytolacca americana* D 6 3-mal tägl. 3 Glob. Seite 138
schwerer Infekt, anhaltende Erkältung	eitrig belegte Mandeln mit schmerzhafter Lymphknotenschwellung	↓ nachts ↑ durch kalte Getränke	übler Mundgeruch, ständiger Speichelfluss, nächtliche Fieberschweiße	wirkt sehr krank und geschwächt, ist dennoch ruhelos	Mercurius solubilis** D 12 2-mal tägl. 3 Glob. Seite 135
emotionale und körperliche Überforderung, Infekte der Atemwege	Hauteinblutungen, spontanes Auftreten von „blauen Flecken"	↓ abends, nachts, durch Kälte ↑ durch Essen, kalte Getränke, Ruhepausen	ist stark geschwächt, kann sich nur schwer erholen	bewährt auch bei Komplikationen an Herz und Nieren (ARZT!)	Phosphorus D 12 2-mal tägl. 3 Glob. Seite 138

Akutdosierung: 1. und 2. Tag
* D 6: 4- bis 5-mal tägl. 3 Glob.
** D 12: 3- bis 4-mal tägl. 3 Glob.

Windpocken

wo oder warum	was	wie	wie noch	außerdem	MITTEL
Hitzeeinwirkung, intensive Sonnenbestrahlung, feuchtkalte (Zug-)Luft, Infekt	plötzlicher Beginn mit rasch ansteigendem Fieber, hochrotes Gesicht, schweißig	↓ durch Berührung, Geräusche, Licht ↑ in Ruhe	tomatenroter Hautausschlag, brennend und schmerzend	klopfende Kopfschmerzen, fiebriges Fantasieren	**Belladonna*** D 6 3-mal tägl. 3 Glob. Seite 120
Infektion, Erkältung, wiederkehrende Mittelohrentzündung	mit Fließschnupfen beginnend, rotes/blasses Gesicht, mäßig hohes Fieber	↓ nachts, durch Bewegung ↑ durch kalte Anwendungen	Allgemeinbefinden kaum beeinträchtigt, das Kind will spielen	typisches Mittel für die Phase des Krankheitsbeginns	**Ferrum phosphoricum*** D 6 3-mal tägl. 1 Tabl. Seite 128
Nässe, körperliche Überanstrengung, fieberhafter Infekt	brennende, juckende Bläschen, die spontan aufplatzen, sehr schmerzhaft	↓ durch feuchtkaltes Wetter, Ruhe ↑ durch Wärme, fortgesetzte Bewegung	ausgeprägte Ruhelosigkeit, wälzt sich ständig im Bett	bewährt bei Fieberbläschen, bei Hand-Mund-Fuß-Krankheit (Hautausschlag)	**Rhus toxicodendron** D 12 2-mal tägl. 3 Glob. Seite 140
ungesunde Ernährung, häufige Magen-Darm-Infekte	verkrustete Bläschen, nesselartiger Ausschlag, der schlecht heilt	↓ durch saure Speisen, Temperaturextreme ↑ in Ruhe	starke Verschleimung, weißlich belegte Zunge	Kind ist abweisend, will sich partout nicht behandeln lassen	**Antimonium crudum (Stibium sulfuratum nigrum)** D 12 2-mal tägl. 3 Glob., Seite 118
langsam verlaufender Heilungsprozess	stark juckender Hautausschlag, rot und heiß, später schuppend	↓ morgens, durch (Bett-)Wärme ↑ durch Kälte	übel riechender Schweiß, Hitzegefühl am Körper	bewährt bei Juckreiz trotz abgeheiltem Hautausschlag	**Sulfur**** D 12 1-mal tägl. 3 Glob. Seite 143

* Akutdosierung: am 1. und 2. Tag 4- bis 5-mal
** Hinweis: Erstverschlimmerung möglich

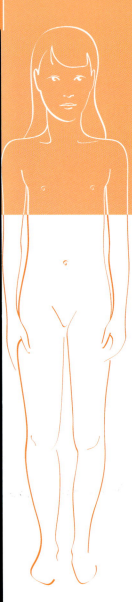

Allgemeinbefinden/Psyche

Störungen des Allgemeinbefindens bis hin zu psychischen Auffälligkeiten können nicht nur familiär bedingt sein. Vor allem durch neue Situationen wie den Schulbeginn oder einen Schulwechsel kann Ihr Kind verschiedene Verhaltensprobleme entwickeln, die Sie durch einfühlsame Gespräche, aber auch mit Homöopathika unterstützend behandeln können.

Allgemeinbefinden

Das Aufmerksamkeitsdefizit-Hyperaktivitätssyndrom (**ADHS**) kann sich bereits im Kindergartenalter entwickeln; problematisch wird es dann für Kind, Eltern, ja die gesamte Umgebung mit zunehmendem Lebensalter. In aller Regel leidet darunter auch die schulische Leistung. Während bei ADHS im Kleinkindalter oftmals der Umgang mit den anderen Kindern Probleme bereitet oder das Kind auf Erwachsene einfach nicht hören will, erweist sich im Schulalter das Thema Lernen als äußerst schwierig. Da bei ADHS vor allem das Verhalten und das Wesen Ihres Kindes die Arzneimittelwahl bestimmen, lesen Sie sich bitte zunächst die verschiedenen Mittelbeschreibungen durch. Das passende Mittel können Sie mit Erfolg auch zusätzlich zu den anderen Maßnahmen geben, wobei mit Homöopathie oft die konventionellen Medikamente eingespart werden können.

Kontaktschwierigkeiten – häufig Ausdruck bestimmter kindlicher Entwicklungsphasen – lassen sich mit Homöopathie gut ausgleichen. **Lampenfieber, Prüfungsangst** sowie **Nervosität** gehen oft mit **Lernschwierigkeiten** und **Konzentrationsstörungen** einher. Die Homöopathie kann Ihrem Kind dabei auf harmonische Weise helfen: Vor der Auswahl des Mittels fragen Sie sich bitte, was bei Ihrem Kind im Vordergrund steht, was es wohl am meisten belastet. Daraufhin wählen Sie sein Mittel aus. Genauso gehen Sie bei **Schlafstörungen** vor. Das Homöopathikum reguliert den Schlaf, es erzwingt ihn nicht wie eine Schlaftablette. **Überforderung, Müdigkeit** und **Schwäche** können durch äußere Umstände, aber auch durch die körperliche Entwicklung bedingt sein. Die Homöopathie wird den Energiehaushalt Ihres Kindes wieder ins Lot bringen, genauso wie manche zu heftige **Verhaltensauffälligkeiten.**

Psyche

Oftmals spricht das Kind nicht darüber, vielleicht auch, weil es sich geniert. Aber Sie merken, dass etwas nicht stimmt mit Ihrem Kind, es hat sich verändert. Ganz ungewöhnlich ist, dass es immer deutlichere Reaktionen zeigt, wonach es an **Angst- und Unruhezuständen** leidet. Was auch immer sich ereignet haben mag, helfen Sie Ihrem Nachwuchs mit den passenden Kügelchen.

Seelische Probleme Ihres Kindes können sich auch als körperliche Reaktionen zeigen. So können **Bettnässen** oder **Daumenlutschen** und **Nägelkauen** wieder auftreten oder sich **Essstörungen** zeigen. Sprechen Sie bitte unbedingt mit Ihrem Kinderarzt darüber, auch wenn Ihr Kind beginnt zu **stottern**, sich zu **verhaspeln** oder **undeutlich zu sprechen**. Das kann eine vorübergehende Erscheinung sein oder aber eine tiefere Ursache haben.

Da die kindliche Seele oft äußerst empfindsam ist, kann es zu **Verstimmungszuständen** kommen, sei es Heimweh, weil die Eltern übers Wochenende verreist sind, Kummer, weil der Spielkamerad weggezogen ist, oder Trauer über den Tod des geliebten Goldhamsters. Die Homöopathie stellt das innere Gleichgewicht wieder her.

Schließlich möchte ich Sie gerade bei diesem Kapitel nochmals darauf aufmerksam machen, dass unabhängig vom Alter Ihres Kindes die homöopathischen Mittel keinerlei Abhängigkeit oder Nebenwirkungen hervorrufen.

In diesem Kapitel

Allgemeinbefinden

ADHS	30
Kontaktschwierigkeiten	32
Lampenfieber, Prüfungsangst, Nervosität	33
Lernschwierigkeiten, Konzentrationsstörungen	34
Schlafstörungen	35
Überforderung, Schwäche, Müdigkeit	36
Verhaltensauffälligkeiten (Eifersucht, Wutanfälle, Trotzreaktion)	37

Psyche

Angst- und Unruhezustände	38
Bettnässen	39
Daumenlutschen, Nägelkauen	40
Essstörungen (Übergewicht, Untergewicht)	41
Stottern, Verhaspeln, undeutliches Sprechen	42
Verstimmungszustände (Heimweh, Kummer, Traurigkeit)	43

ADHS (Aufmerksamkeitsdefizit-Hyperaktivitätssyndrom)

wo oder warum	was	wie	wie noch	außerdem	MITTEL
Anspannung, komplizierte Entbindung (Wehenmittel, Kaiserschnitt)	sehr ehrgeizig, „führt das große Wort", duldet keinen Widerspruch	↓ durch Kälte, morgens ↑ durch Wärme	schlechter Verlierer, wird aufsässig, gerät schnell in Wut, ist oft an Rangeleien beteiligt	seelisch und körperlich angespannt, Bauchkrämpfe, Verstopfung und Blähungen	**Nux vomica*** D 12 2-mal tägl. 5 Glob. Seite 137
Demütigung, Kränkung, Ärger	mangelnde Konzentration, kann sich nichts merken, macht viele Schreibfehler	↓ spätnachmittags, durch Wärme, Schwüle ↑ an frischer Luft, durch Kühle	ist bei Fremden zurückhaltend, sonst sehr bestimmend, verträgt keinen Widerspruch	hochgezogene Schultern, gebeugte Haltung, schlanker Oberkörper, war Daumenlutscher	**Lycopodium clavatum** D 12 2-mal tägl. 5 Glob. Seite 134
komplizierte Schwangerschaft (Gestose), Frühgeburt, Allergie (Haut, Atemwege)	das Kind wird schnell zornig, wenn es sich nicht durchsetzen kann, weiß alles besser	↓ morgens, durch (Bett-)Wärme ↑ durch Kälte	impulsives, aggressives Verhalten, oberflächlicher Schlaf, möchte zu den Eltern ins Bett	oft trockene, stark schuppende, gerötete Haut, Juckreiz, riecht „mufflig"	**Sulfur** D 12 1-mal tägl. 5 Glob. Seite 143
Ängste, negative Ereignisse	kann „richtig aufdrehen", beißt, spuckt, schlägt, zerstört Gegenstände	↓ in Dunkelheit, durch grelles Licht, Kälte ↑ durch Gesellschaft, Licht, Wärme	leidet an angstbesetzten Fantasien, sobald es dunkelt, nächtliches Zähneknirschen	Angst in der Dunkelheit, beim Alleinsein, will nicht allein zu Hause bleiben	**Stramonium** D 12 2-mal tägl. 5 Glob. Seite 143
Überanstrengung, Überforderung	schlechte Konzentration und Merkfähigkeit, spricht undeutlich, kann nicht still sitzen	↓ nachts, morgens, durch Kälte, seelische Ereignisse ↑ durch Bewegung im Freien	Bewegungsdrang, Tic-ähnliche Bewegungen, Zuckungen der Augenlider („Lidflattern")	je mehr Aufgaben (z. B. Klassenarbeiten) anstehen, desto „hippeliger"	**Agaricus** D 12 2-mal tägl. 5 Glob. Seite 118

* Hinweis: besonders bewährt, wenn das Kind bislang Psychopharmaka erhielt

ADHS (Aufmerksamkeitsdefizit-Hyperaktivitätssyndrom)

wo oder warum	was	wie	wie noch	außerdem	MITTEL
Aufregung, Schreck, Überanstrengung, rasches Wachstum	kann sich nicht allein beschäftigen, ist rasch abgelenkt, ist der „Klassenkasper"	↓ abends, nachts, durch emotionale Ereignisse ↑ durch kurze Ruhepausen	Ereignisse bringen das Kind aus dem seelischen und körperlichen Gleichgewicht	leidet unter Vorahnungen und lebhaften Fantasien, Unruhe, Geräusche erschrecken	Phosphorus D 12 2-mal tägl. 5 Glob. Seite 138
emotionale Ereignisse, bevorstehende Ereignisse	hektisches Verhalten, das „nervöse Hemd", leidet unter Vorahnungen	↓ nachts, morgens, durch Wärme, in engen Räumen ↑ im Freien, durch kühle Luft	der Zappelphilipp, das Nervenbündel, rennt ständig zur Toilette	muss unbedingt etwas (Süßes) essen, verursacht viele hörbare Blähungen	Argentum nitricum D 12 2-mal tägl. 5 Glob. Seite 119
Frühgeburt, „Mangelgeburt", Überanstrengung, Folgen von Impfungen	„zart besaitet", schüchtern, introvertiert, unentschlossen, hat Angst vor Misserfolg	↓ durch Kälte, im Winter, durch Sinneseindrücke ↑ durch Wärme, Zuwendung	häufige Infekte, friert ständig, hat Angst vor Spritzen und spitzen Gegenständen	Daumenlutscher, beißt Nägel ab, Hände und Füße sind kaltschweißig	Silicea D 12 2-mal tägl. 5 Glob. Seite 141
Überanstrengung, Schlafmangel, Ernährungsfehler, Impfungen	innere Anspannung, schlechte Merkfähigkeit, Beine sind ständig in Bewegung	↓ durch Kälte, Berührung, Anstrengung ↑ abends, durch Essen, Bewegung	ist tagsüber müde, unruhiger Schlaf mit nächtlichem Aufschrecken, Albträume	beißt auf die Zähne, ständiges Knirschen, macht unwillkürliche Bewegungen	Zincum metallicum D 12 2-mal tägl. 5 Glob. Seite 145
Folgen von Aufregung, Schreck, Schock	träumt bei den Schularbeiten vor sich hin, ist bei Klassenarbeiten wie gelähmt	↓ abends, in warmen Räumen, durch Wärme ↑ nach Urinabgang	zittrige Schwäche, fühlt sich ohne Energie, friert innerlich	die Prüfung sitzt im Nacken, ältere Kinder klagen über Kopfschmerzen	Gelsemium sempervirens D 12 2-mal tägl. 5 Glob. Seite 129

Allgemeinbefinden/Psyche

31

Kontaktschwierigkeiten

wo oder warum	was	wie	wie noch	außerdem	MITTEL
Stimmungsschwankungen, Ernährungsfehler (Durcheinanderessen, Fettes, Saures)	will nicht angeschaut werden, verweigert den Kontakt, ist schnell beleidigt	↓ durch saure Speisen, Temperaturextreme ↑ durch Ruhe	gieriges „Überessen", danach Erbrechen ohne Besserung, dick weiß belegte Zunge	bläschenartiger Hautausschlag, schmerzhafte Schrunden, (Dorn-)Warzen	**Antimonium crudum (Stibium sulfuratum nigrum) D 12** 2-mal tägl. 5 Glob., Seite 118
Stimmungsschwankungen, pubertäre Entwicklung	das Kind weint bereits, wenn es Fremde anschauen, widersprüchliches Verhalten	↓ nachts, durch warme Zimmerluft, nasskaltes Wetter ↑ an frischer Luft	wechselnde Stimmung, zurückhaltend gegenüber dem anderen Geschlecht	große Infektanfälligkeit, gehäuft Atemwegs- und Harnwegsinfekte	**Pulsatilla pratensis D 12** 2-mal tägl. 5 Glob. Seite 139
seelische Konflikte, lang anhaltender Kummer, Demütigung, Ärger	ist in sich gekehrt, gibt auf Fragen keine Antwort, wird gehänselt	↓ morgens, durch Anstrengung ↑ durch Liegen, an frischer Luft	will allein sein, nicht getröstet werden, kann Enttäuschung nicht überwinden	Hautausschläge und Asthma hängen mit dem seelischen Befinden zusammen	**Natrium chloratum D 12** 2-mal tägl. 5 Glob. Seite 136
Demütigung, Ärger	ist bei Fremden zurückhaltend, sonst sehr bestimmend, tonangebend	↓ spätnachmittags, durch Wärme, Schwüle ↑ an frischer Luft, durch Kühle	ist impulsiv, verträgt keinen Widerspruch, überspielt die innere Schwäche mit Witz	ist nach wenigen Happen gesättigt, bevorzugt Süßes, mag keine enge Kleidung	**Lycopodium clavatum D 12** 2-mal tägl. 5 Glob. Seite 134
Überanstrengung, Frühgeborenes, Folgen von Impfungen	ist mutlos, introvertiert, unentschlossen, hat Angst vor Misserfolg	↓ durch Kälte, im Winter, durch Sinneseindrücke ↑ durch Wärme, Zuwendung	traut sich nichts zu, ist dabei sehr gewissenhaft, kann mit Sturheit reagieren	häufige Infekte, friert ständig, kalte, schweißige Hände und Füße	**Silicea D 12** 2-mal tägl. 5 Glob. Seite 141

Lampenfieber, Prüfungsangst, Nervosität

wo oder warum	was	wie	wie noch	außerdem	MITTEL
Folgen von Aufregung, Schreck, Schock	Black-out: Ist wie betäubt und gelähmt, zittrige Schwäche, fühlt sich ohne Energie	↓ abends, in warmen Räumen, durch Wärme ↑ nach Urinabgang	friert innerlich, dunkelrotes Gesicht, das Kind wirkt apathisch	die Prüfung sitzt im Nacken, ältere Kinder klagen über Kopfschmerzen	Gelsemium sempervirens* D 12 2-mal tägl. 5 Glob. Seite 129
emotionale Ereignisse, bevorstehende Ereignisse	das „nervöse Hemd", hat Schulangst, leidet unter Vorahnungen, hektisches Verhalten	↓ nachts, morgens, durch Wärme, in engen Räumen ↑ im Freien, an kühler Luft	muss unbedingt etwas (Süßes) essen, verursacht viele hörbare Blähungen	der Zappelphilipp, kommt wegen Durchfall und Harndrang nicht von der Toilette	Argentum nitricum* D 12 2-mal tägl. 5 Glob. Seite 119
emotionale Ereignisse	das Herz klopft bis zum Hals, heftiger Puls, „alles dreht sich", schweißig	↓ durch Kälte, Bewegung ↑ durch Ruhe, Schwitzen	rote Hautflecken im Gesichtsbereich, klagt über Kopfweh	bekommt vor Aufregung kaum Luft beim Sprechen	Strophantus gratus* D 6 3-mal tägl. 5 Glob. Seite 143
Freude, gesellschaftliche Anlässe (Fest- und Geburtstage)	ist wie aufgedreht, verhaspelt sich beim Sprechen, kann sich nicht beruhigen	↓ nachts, durch Kälte, Sinneseindrücke ↑ durch Wärme	will nicht zu Bett gehen, schläft nicht ein, weiß immer wieder etwas zu erzählen	bewährtes Mittel bei Aufregung vor freudigen Ereignissen	Coffea arabica D 12 2-mal tägl. 5 Glob. Seite 126
Überanstrengung, Schlafmangel, Ernährungsfehler, Impfungen	innere Anspannung, erschöpft, nervöse Unruhe, Beine sind ständig in Bewegung	↓ durch Kälte, Berührung, Anstrengung ↑ abends, durch Essen, Bewegung	tagsüber müde, unruhiger Schlaf mit nächtlichem Aufschrecken, Albträume	beißt auf die Zähne, knirscht ständig, macht unwillkürliche Bewegungen	Zincum metallicum D 12 2-mal tägl. 5 Glob. Seite 145

* Hinweis: 3 Tage vorher mit der Einnahme beginnen

Allgemeinbefinden/Psyche

Lernschwierigkeiten, Konzentrationsstörungen

→ ADHS S. 30, 31

wo oder warum	was	wie	wie noch	außerdem	MITTEL
Folgen von Schreck, Schock, Angst	wirkt wie verschlafen, „bekommt nichts auf die Reihe"	↓ nach dem Schlaf, durch Hitze ↑ durch Abkühlung	Stottern, Tics (Seite 149), Verhaltensauffälligkeit, ist schreckhaft	bewährt bei Stuhlverhalten durch Schmerzen, die dem Kind Angst machen	Opium D 12 2-mal tägl. 5 Glob. Seite 137
Demütigung, Kränkung, Ärger	macht Schreibfehler, verwechselt Buchstaben, vergisst Endungen	↓ spätnachmittags, durch Wärme, Schwüle ↑ an frischer Luft, durch Kühle	ist bei Fremden zurückhaltend, sonst sehr bestimmend, tonangebend	ist impulsiv, verträgt keinen Widerspruch, überspielt die innere Schwäche mit Witz	Lycopodium clavatum D 12 2-mal tägl. 5 Glob. Seite 134
Überforderung	mangelnde Leistungsfähigkeit, ist ängstlich, schüchtern	↓ durch Kälte, Nässe, Anstrengung ↑ bei trockenem Wetter, durch Wärme	körperliche und intellektuelle Entwicklung ist gegenüber Gleichaltrigen verzögert	liebt Eiergerichte und Süßspeisen, kann trotz Übergewicht nur schwer darauf verzichten	Calcium carbonicum D 12 2-mal tägl. 5 Glob. Seite 122
Überanstrengung, Überforderung	kann nicht still sitzen, sich nicht konzentrieren und sich nichts merken	↓ nachts, morgens, durch Kälte, seelische Ereignisse ↑ durch Bewegung im Freien	Zuckungen der Augenlider und Muskeln, wie mit Stromstößen	ist „hippelig", lässt alles fallen, spricht undeutlich, Entwicklung verzögert	Agaricus D 12 2-mal tägl. 5 Glob. Seite 118
Überanstrengung, Erschöpfung	hat Angst, die Aufgaben nicht zu bewältigen, ist unkonzentriert, vergesslich	↓ morgens, durch Anstrengung, Aufregung, Föhn ↑ durch Ruhe, Wärme	die geringste Anstrengung löst Schweiße aus, Kopfschmerzen nach geistiger Arbeit	belegte Zunge, trockener Mund, nervöse Magenbeschwerden mit Durchfall	Kalium phosphoricum D 12 2-mal tägl. 5 Glob. Seite 132

Schlafstörungen

wo oder warum	was	wie	wie noch	außerdem	MITTEL
emotionale Ereignisse, bevorstehende Ereignisse	das „nervöse Hemd", leidet unter Vorahnungen, hektisches Verhalten	↓ nachts, morgens, durch Wärme, in engen Räumen ↑ im Freien, an kühler Luft	muss unbedingt etwas (Süßes) essen, verursacht viele hörbare Blähungen	der Zappelphilipp, das Nervenbündel, rennt ständig zur Toilette	**Argentum nitricum D 12** 2-mal tägl. 5 Glob. Seite 119
akute emotionale Ereignisse, Kummer, elterlicher Partnerkonflikt, Heimweh	seufzt häufig, ist zu Tränen gerührt, Kloßgefühl, Hals wie zugeschnürt	↓ durch Berührung, Genussmittel, Emotionen ↑ durch Essen	Lachen und Weinen, körperliche und seelische Beschwerden wechseln sich ab	Kopfschmerzen wie durch einen Nagel verursacht, Magenbeschwerden mit Bauchkrämpfen	**Ignatia D 12** 2-mal tägl. 5 Glob. Seite 131
Ängste, negative Ereignisse	Angst in der Dunkelheit, beim Alleinsein	↓ durch Dunkelheit, grelles Licht, Kälte ↑ in Gesellschaft, durch Licht, Wärme	leidet an angstbesetzten Fantasien im Dunkeln, pfeift im Keller	bewährt, wenn das verängstigte Kind seine Eltern abends nicht ausgehen lässt	**Stramonium D 12** abends 5 Glob. Seite 143
Tagesereignisse, Erlebnisse positiver oder negativer Art	Gedankenzustrom, ist wie überdreht, kann nicht abschalten, Schweißausbrüche	↓ nachts, durch Kälte, Sinneseindrücke ↑ durch Wärme	ist ständig in Bewegung, kann nicht still sitzen, klagt über Kopfweh	Ruhelosigkeit, Nervosität, ist voller Ideen	**Coffea arabica D 12** abends 5 Glob. Seite 126
positive Ereignisse	singt, spielt und lacht mitten in der Nacht	↓ durch Überforderung	will unbedingt von den Eltern unterhalten werden, spricht unaufhörlich	lässt sich nur schwer wieder in den Schlaf bringen, ist ruhelos	**Cypripedium D 6** abends 5 Glob. Seite 127

Überforderung, Schwäche, Müdigkeit

wo oder warum	was	wie	wie noch	außerdem	MITTEL
Folgen von einem Infekt, emotionale Ereignisse: Aufregung, Schreck, Schock	zittrige Schwäche, „kommt nicht in die Gänge", hat keine Energie	↓ abends, in warmen Räumen, durch Wärme ↑ nach Urinabgang	friert innerlich, dunkelrotes Gesicht, ist wie betäubt und gelähmt, wirkt apathisch	schläft „mit offenen Augen", Black-out bei Klassenarbeiten	Gelsemium sempervirens D 12 2-mal tägl. 5 Glob. Seite 129
Infektanfälligkeit, Überanstrengung, Wachstum	ist wenig ausdauernd, nicht leistungsfähig, rasch erschöpft	↓ nachts, durch Wärme ↑ durch Ruhe	leicht gerötete Wangen im Wechsel mit Blässe, Haut wie „durchsichtig"	sehr frühe Periodenblutung, neigt zu Eisenmangel, Frieren, wenig Appetit	Ferrum metallicum D 12 2-mal tägl. 5 Glob. Seite 128
Infektanfälligkeit, Überforderung	ist ängstlich, schüchtern, wenig leistungsfähig, schwitzt bei Anstrengung	↓ durch Kälte, Nässe, Anstrengung ↑ durch trockenes Wetter, Wärme	körperliche und intellektuelle Entwicklung ist verzögert, der „Spätzünder"	liebt Eiergerichte und Süßspeisen, kann trotz Übergewicht nur schwer darauf verzichten	Calcium carbonicum D 12 2-mal tägl. 5 Glob. Seite 122
Überanstrengung, Schlafmangel, Ernährungsfehler, Impfungen	innere Anspannung, ist erschöpft, Beine sind ständig in Bewegung	↓ durch Kälte, Berührung, Anstrengung ↑ abends, durch Essen, Bewegung	ist tagsüber müde, unruhiger Schlaf mit nächtlichem Aufschrecken, Albträume	beißt auf die Zähne, knirscht ständig, macht unwillkürliche Bewegungen	Zincum metallicum D 12 2-mal tägl. 5 Glob. Seite 145
Überanstrengung, Erschöpfung	hat Angst, die Aufgaben nicht zu lösen, ist vergesslich, unkonzentriert	↓ morgens, durch Anstrengung, Aufregung, Föhn ↑ durch Ruhe, Wärme	Kopfschmerzen nach geistiger Arbeit, leidet unter Albträumen	belegte Zunge, trockener Mund, nervöse Magenbeschwerden mit Durchfall	Kalium phosphoricum D 12 2-mal tägl. 5 Glob. Seite 132

Allgemeinbefinden/Psyche

Verhaltensauffälligkeiten (Eifersucht, Wutanfälle, Trotzreaktion)

wo oder warum	was	wie	wie noch	außerdem	MITTEL
Stimmungsschwankungen, seelische Konflikte	zeigt heftige Reaktionen wie Eifersucht und Misstrauen, ist dauernd in Bewegung	↓ morgens, nach dem Schlaf, durch Wärme ↑ durch kalte Anwendungen	kann im Kindergarten oder in der Schule keine Minute ruhig sein, „redet Tag und Nacht"	verträgt am Hals und am Körper nichts Enges, Anziehen wird zum Drama	**Lachesis D 12** 2-mal tägl. 5 Glob. Seite 133
seelische Konflikte (Eifersucht, Kummer)	sehr eifersüchtig, schimpft lauthals, gebärdet sich wie wild	↓ durch Musik	spontaner Abgang von Urin und Stuhlgang, nächtliches Aufschrecken	eifersüchtige Ablehnung, wenn das Kind erfährt, dass es ein Geschwisterchen bekommt	**Hyoscyamus niger D 12** 2-mal tägl. 5 Glob. Seite 131
Zahnungsphase, Erkältung, seelische Ereignisse (Ärger, Aufregung)	will ständig etwas Neues, wirft es wütend und trotzig weg, stampft mit den Füßen	↓ durch Aufregung, Wärme, nachts ↑ durch lokale Wärme	gereizte, unleidige Stimmung, lässt sich nur schwer beruhigen, will getragen werden	Wangen oft einseitig gerötet, sehr schwitzig, will immer etwas zu trinken	**Chamomilla recutita D 12** 2-mal tägl. 5 Glob. Seite 124
Anspannung, Stress, Überforderung, ungesunde Ernährung, allopathische Arznei	duldet keinen Widerspruch, gerät schnell in Wut, wird aggressiv und aufsässig	↓ durch Kälte, morgens ↑ durch Wärme	sehr ehrgeizig, „führt das große Wort", schlechter Verlierer, oft an Rangeleien beteiligt	ist mit Kaiserschnitt (Narkose) zur Welt gekommen oder Mutter bekam Wehenmittel	**Nux vomica D 12** 2-mal tägl. 5 Glob. Seite 137
Ängste, negative Ereignisse	reagiert mit heftigsten Wut- und Zornesausbrüchen, zerstört Gegenstände	↓ durch Dunkelheit, grelles Licht, Kälte ↑ in Gesellschaft, durch Licht, Wärme	beißt, spuckt, schlägt in blinder Wut, bei Dunkelheit reagiert das Kind ängstlich	bewährt, wenn das verängstigte Kind seine Eltern abends nicht ausgehen lässt	**Stramonium D 12** 2-mal tägl. 5 Glob. Seite 143

Allgemeinbefinden/Psyche

Angst- und Unruhezustände

wo oder warum	was	wie	wie noch	außerdem	MITTEL
akute Aufregung, Schreck, Schock	Angstzustände infolge eines bedrohlich erscheinenden Ereignisses	↓ abends, nachts, durch Berührung ↑ durch Schweißausbruch	das Kind ist völlig aus dem Lot, glaubt sterben zu müssen, reagiert panisch	spontanes Einnässen oder Einkoten nach dem Ereignis, auch für längere Zeit	Aconitum napellus D 12 2-mal tägl. 5 Glob. Seite 117
Ängste, negative Ereignisse	Angst in der Dunkelheit, sieht Gespenster, will nicht allein sein	↓ im Dunkeln, durch grelles Licht, Kälte ↑ durch Gesellschaft, Licht, Wärme	kann tagsüber „richtig aufdrehen", beißt, spuckt, schlägt, zerstört Gegenstände	das Kind hat Angst vor großen Tieren	Stramonium D 12 2-mal tägl. 5 Glob. Seite 143
Ängste, Trennungskonflikt, Patchworkfamilie, Heimweh, pubertäre Entwicklung	braucht viel Zuwendung und Trost, eine Bezugsperson muss stets in der Nähe sein	↓ nachts, durch warme Zimmerluft, nasskaltes Wetter ↑ an frischer Luft	„Heulsuse", häufig wechselnde Stimmungslage, widersprüchliches Verhalten	große Infektanfälligkeit, häufige Atemwegs- und Harnwegsinfekte	Pulsatilla pratensis D 12 2-mal tägl. 5 Glob. Seite 139
Aufregung, Schreck, Kummer, Vorahnungen, Überanstrengung	kann nicht allein sein, das geringste Geräusch erschreckt, Angst vor Gewitter	↓ abends, nachts, durch emotionale Ereignisse ↑ durch kurze Ruhepausen	muss häufig etwas essen, zittrige Schwäche bei leerem Magen, starkes Durstgefühl	leidet unter Vorahnungen und lebhaften Fantasien, Unruhe, inneres Zittern	Phosphorus D 12 2-mal tägl. 5 Glob. Seite 138
Spritzenangst, Überanstrengung, Folgen von Impfungen	Angst vor Misserfolg, traut sich nichts zu, schüchtern, introvertiert, sehr gewissenhaft	↓ durch Kälte, im Winter, durch Sinneseindrücke ↑ durch Wärme, Zuwendung	hat Angst vor Spritzen und spitzen Gegenständen	oft Frühgeborene und „Mangelgeburts"-Kinder, häufige Infekte, friert ständig, schweißig	Silicea D 12 2-mal tägl. 5 Glob. Seite 141

Bettnässen

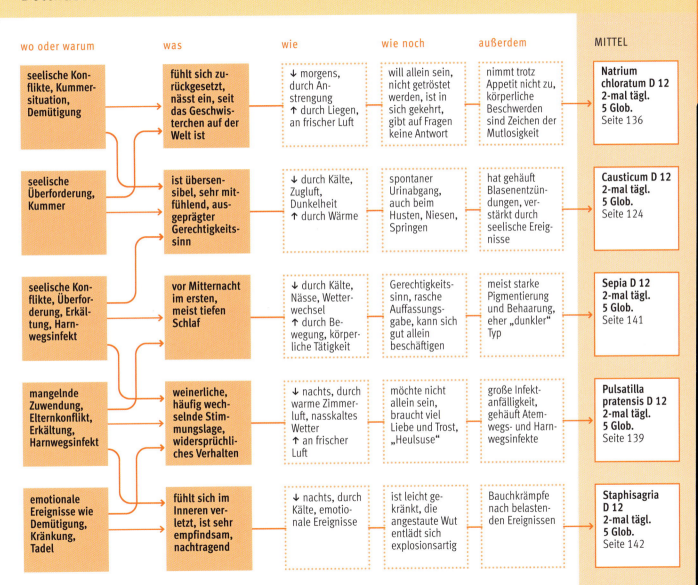

wo oder warum	was	wie	wie noch	außerdem	MITTEL
seelische Konflikte, Kummersituation, Demütigung	fühlt sich zurückgesetzt, nässt ein, seit das Geschwisterchen auf der Welt ist	↓ morgens, durch Anstrengung ↑ durch Liegen, an frischer Luft	will allein sein, nicht getröstet werden, ist in sich gekehrt, gibt auf Fragen keine Antwort	nimmt trotz Appetit nicht zu, körperliche Beschwerden sind Zeichen der Mutlosigkeit	**Natrium chloratum D 12** 2-mal tägl. 5 Glob. Seite 136
seelische Überforderung, Kummer	ist übersensibel, sehr mitfühlend, ausgeprägter Gerechtigkeitssinn	↓ durch Kälte, Zugluft, Dunkelheit ↑ durch Wärme	spontaner Urinabgang, auch beim Husten, Niesen, Springen	hat gehäuft Blasenentzündungen, verstärkt durch seelische Ereignisse	**Causticum D 12** 2-mal tägl. 5 Glob. Seite 124
seelische Konflikte, Überforderung, Erkältung, Harnwegsinfekt	vor Mitternacht im ersten, meist tiefen Schlaf	↓ durch Kälte, Nässe, Wetterwechsel ↑ durch Bewegung, körperliche Tätigkeit	Gerechtigkeitssinn, rasche Auffassungsgabe, kann sich gut allein beschäftigen	meist starke Pigmentierung und Behaarung, eher „dunkler" Typ	**Sepia D 12** 2-mal tägl. 5 Glob. Seite 141
mangelnde Zuwendung, Elternkonflikt, Erkältung, Harnwegsinfekt	weinerliche, häufig wechselnde Stimmungslage, widersprüchliches Verhalten	↓ nachts, durch warme Zimmerluft, nasskaltes Wetter ↑ an frischer Luft	möchte nicht allein sein, braucht viel Liebe und Trost, „Heulsuse"	große Infektanfälligkeit, gehäuft Atemwegs- und Harnwegsinfekte	**Pulsatilla pratensis D 12** 2-mal tägl. 5 Glob. Seite 139
emotionale Ereignisse wie Demütigung, Kränkung, Tadel	fühlt sich im Inneren verletzt, ist sehr empfindsam, nachtragend	↓ nachts, durch Kälte, emotionale Ereignisse	ist leicht gekränkt, die angestaute Wut entlädt sich explosionsartig	Bauchkrämpfe nach belastenden Ereignissen	**Staphisagria D 12** 2-mal tägl. 5 Glob. Seite 142

Daumenlutschen, Nägelkauen

wo oder warum	was	wie	wie noch	außerdem	MITTEL
Daumenlutscher, Bohren in den Ohren, Nägelbeißen	ist mutlos, introvertiert, unentschlossen, hat Angst vor Misserfolg	↓ durch Kälte, im Winter, durch Sinneseindrücke ↑ durch Wärme, Zuwendung	traut sich nichts zu, ist schüchtern, hat Angst vor Spritzen und spitzen Gegenständen	häufige Infekte, friert ständig, kalte, schweißige Hände und Füße	Silicea D 12 2-mal tägl. 5 Glob. Seite 141
Daumenlutscher, will lange Zeit seinen Schnuller	ist bei Fremden zurückhaltend, sonst sehr bestimmend, tonangebend	↓ spätnachmittags, durch Wärme, Schwüle ↑ an frischer Luft, durch Kühle	ist impulsiv, verträgt keinen Widerspruch, überspielt die innere Schwäche mit Witz	ist nach wenigen Happen gesättigt, bevorzugt Süßes, mag keine enge Kleidung	Lycopodium clavatum D 12 2-mal tägl. 5 Glob. Seite 134
Nägelkauen, Zupfen und Abbeißen der Nagelhaut	sehr lebhaft, sensibel, Schulkopfschmerzen, „Leichtsinnsfehler"	↓ durch Kälte, Wetterwechsel ↑ durch warmes Wetter, an frischer Luft	häufige Atemwegsinfekte bei vergrößerten Mandeln, klagt über Wachstumsschmerzen	schnelles Wachstum, hochgeschossen mit schlaffer Haltung, ist rasch erschöpft	Calcium phosphoricum D 12 2-mal tägl. 5 Glob. Seite 123
Nägelkauen, beißt die Nagelhaut ab	seelische Konflikte, fühlt sich zurückgesetzt, seitdem das Geschwisterchen da ist	↓ morgens, durch Anstrengung ↑ beim Liegen, an frischer Luft	will allein sein, nicht getröstet werden, ist in sich gekehrt, gibt auf Fragen keine Antwort	nimmt trotz Appetit nicht zu, körperliche Beschwerden sind Zeichen der Mutlosigkeit	Natrium chloratum D 12 2-mal tägl. 5 Glob. Seite 136
Bleistiftkauen Nägelkauen, Nagelbettentzündung	sehr impulsiv, „weiß alles besser", wird zornig, wenn es sich nicht durchsetzt	↓ morgens, durch (Bett-)Wärme ↑ durch Kälte	trockene, stark schuppende, gerötete Haut, starker Juckreiz, übel riechender Schweiß	oberflächlicher, eher unruhiger Schlaf, möchte zu den Eltern ins Bett	Sulfur* D 12 1-mal tägl. 5 Glob. Seite 143

*Hinweis: Erstverschlimmerung möglich

Essstörungen (Übergewicht, Untergewicht)

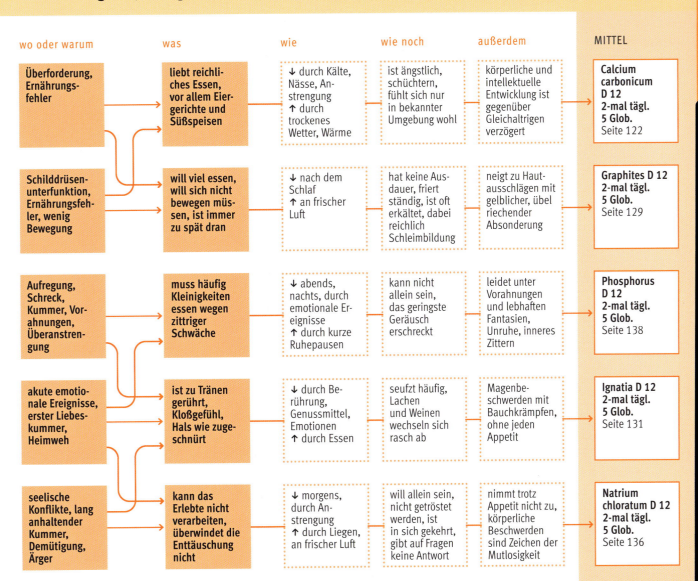

wo oder warum	was	wie	wie noch	außerdem	MITTEL
Überforderung, Ernährungsfehler	liebt reichliches Essen, vor allem Eiergerichte und Süßspeisen	↓ durch Kälte, Nässe, Anstrengung ↑ durch trockenes Wetter, Wärme	ist ängstlich, schüchtern, fühlt sich nur in bekannter Umgebung wohl	körperliche und intellektuelle Entwicklung ist gegenüber Gleichaltrigen verzögert	**Calcium carbonicum D 12** 2-mal tägl. 5 Glob. Seite 122
Schilddrüsenunterfunktion, Ernährungsfehler, wenig Bewegung	will viel essen, will sich nicht bewegen müssen, ist immer zu spät dran	↓ nach dem Schlaf ↑ an frischer Luft	hat keine Ausdauer, friert ständig, ist oft erkältet, dabei reichlich Schleimbildung	neigt zu Hautausschlägen mit gelblicher, übel riechender Absonderung	**Graphites D 12** 2-mal tägl. 5 Glob. Seite 129
Aufregung, Schreck, Kummer, Vorahnungen, Überanstrengung	muss häufig Kleinigkeiten essen wegen zittriger Schwäche	↓ abends, nachts, durch emotionale Ereignisse ↑ durch kurze Ruhepausen	kann nicht allein sein, das geringste Geräusch erschreckt	leidet unter Vorahnungen und lebhaften Fantasien, Unruhe, inneres Zittern	**Phosphorus D 12** 2-mal tägl. 5 Glob. Seite 138
akute emotionale Ereignisse, erster Liebeskummer, Heimweh	ist zu Tränen gerührt, Kloßgefühl, Hals wie zugeschnürt	↓ durch Berührung, Genussmittel, Emotionen ↑ durch Essen	seufzt häufig, Lachen und Weinen wechseln sich rasch ab	Magenbeschwerden mit Bauchkrämpfen, ohne jeden Appetit	**Ignatia D 12** 2-mal tägl. 5 Glob. Seite 131
seelische Konflikte, lang anhaltender Kummer, Demütigung, Ärger	kann das Erlebte nicht verarbeiten, überwindet die Enttäuschung nicht	↓ morgens, durch Anstrengung ↑ durch Liegen, an frischer Luft	will allein sein, nicht getröstet werden, ist in sich gekehrt, gibt auf Fragen keine Antwort	nimmt trotz Appetit nicht zu, körperliche Beschwerden sind Zeichen der Mutlosigkeit	**Natrium chloratum D 12** 2-mal tägl. 5 Glob. Seite 136

Stottern, Verhaspeln, undeutliches Sprechen

wo oder warum	was	wie	wie noch	außerdem	MITTEL
Überanstrengung, verzögerte Entwicklung	spricht undeutlich, stottert, (Sprach-)Entwicklung ist verzögert	↓ nachts, morgens, durch Kälte, seelische Ereignisse ↑ durch Bewegung im Freien	Zucken der Augenlider, Tic-artige Bewegungen (Seite 149)	kann nicht still sitzen, sich nicht konzentrieren, ist „hippelig", lässt alles fallen	Agaricus D 12 2-mal tägl. 3 Glob. Seite 118
verspätetes Sprechenlernen	nach Vorsprechen spricht das Kind einzelne Worte nach, verhaspelt sich	↓ durch Wärme ↑ durch Beschäftigtwerden	Hände sind ständig in Bewegung, nestelt an den Fingern	nächtliches Aufschrecken ohne aufzuwachen, knirscht mit den Zähnen	Kalium bromatum D 12 2-mal tägl. 3 Glob. Seite 132
Folgen von Aufregung und Schreck	Stottern, undeutliches Sprechen nach akutem emotionalem Ereignis	↓ abends, in warmen Räumen, durch Wärme ↑ nach Urinabgang	das Kind wirkt apathisch und ist wie gelähmt, oft dunkelrotes Gesicht, friert innerlich	Schlafstörungen und Durchfall vor Klassenarbeiten, dabei Black-out: Ist wie gelähmt	Gelsemium sempervirens D 12 2-mal tägl. 5 Glob. Seite 129
Folgen von Schreck, Schock, Angst	anhaltendes Stottern, Verhaspeln auch nach länger zurückliegenden Ereignissen	↓ nach dem Schlaf, durch Hitze ↑ durch Abkühlung	Schlafstörungen oder ausgeprägte Schläfrigkeit	Stottern, Tics, Verhaltensauffälligkeiten als Schreckfolgen, hält den Stuhlgang zurück	Opium D 12 2-mal tägl. 5 Glob. Seite 137
Ängste, negative Ereignisse	Sprachstörungen, leidet an angstbesetzten Fantasien, sobald es dunkelt	↓ durch Dunkelheit, grelles Licht, Kälte ↑ in Gesellschaft, durch Licht, Wärme	Angst in der Dunkelheit, beim Alleinsein, nächtliches Zähneknirschen	kann mit heftigsten Wut- und Zornesausbrüchen reagieren und Gegenstände zerstören	Stramonium D 12 2-mal tägl. 5 Glob. Seite 143

Verstimmungszustände (Heimweh, Kummer, Traurigkeit)

wo oder warum	was	wie	wie noch	außerdem	MITTEL
Heimweh, Trennungskonflikt	reagiert auf die Trennung mit Trotz, will in Ruhe gelassen werden, ist beleidigt	↓ durch Kälte, Zugluft ↑ durch Wärme	schlechte Stimmung verdirbt den Appetit, die Wangen sind stark gerötet	der seelische Konflikt kann sich mit einer Ohren- und Mandelentzündung zeigen	Capsicum annuum D 12 2-mal tägl. 5 Glob. Seite 123
Trennungskonflikt, Heimweh, „pubertäres Verhalten"	weinerliche, häufig wechselnde Stimmungslage, stilles Schluchzen	↓ nachts, durch warme Luft, fettes Essen, nasskaltes Wetter ↑ an frischer Luft	möchte nicht allein sein, braucht viel Zuwendung und Trost, „Heulsuse"	große Infektanfälligkeit, gehäuft Atemwegs- und Harnwegsinfekte	Pulsatilla pratensis D 12 2-mal tägl. 5 Glob. Seite 139
akute emotionale Ereignisse, Kummer, Heimweh	seufzt häufig, ist zu Tränen gerührt, Kloßgefühl, Hals wie zugeschnürt	↓ durch Berührung, Genussmittel, Emotionen ↑ durch Essen	Lachen und Weinen, körperliche und seelische Beschwerden wechseln sich ab	bewährt bei Kummer, wenn das Kind z. B. sein Haustier verloren hat	Ignatia D 12 2-mal tägl. 5 Glob. Seite 131
emotionale Ereignisse wie Demütigung, Kränkung, Tadel	fühlt sich im Inneren verletzt, ist sehr empfindsam, nachtragend	↓ nachts, durch Kälte, emotionale Ereignisse	ist leicht gekränkt, die angestaute Wut entlädt sich später explosionsartig	Bauchkrämpfe nach seelisch belastenden Ereignissen	Staphisagria D 12 2-mal tägl. 5 Glob. Seite 142
seelische Konflikte, lang anhaltender Kummer, Demütigung, Ärger	ist in sich gekehrt, gibt auf Fragen keine Antwort, wird gehänselt	↓ morgens, durch Anstrengung ↑ beim Liegen, an frischer Luft	will allein sein, nicht getröstet werden, kann Enttäuschung nicht überwinden	Hautausschläge und Asthma gehen mit dem seelischen Befinden einher	Natrium chloratum D 12 2-mal tägl. 5 Glob. Seite 136

Allgemeinbefinden/Psyche

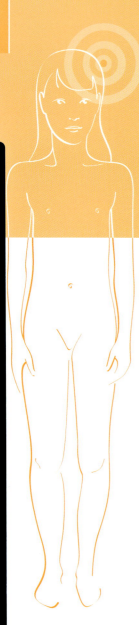

Kopfbereich

In diesem Kapitel sind Erkrankungen beschrieben, die sich mit ihren wesentlichen Beschwerden im Kopfbereich bemerkbar machen. Deshalb finden Sie diesen großen Bereich gegliedert nach einzelnen Organen wie Kopf und Augen, Ohren, Zähne und Mundbereich, Hals- und Rachenraum sowie Nase und Nebenhöhlen sowie dazu passend deren allergische Erkrankungen.

Kopf und Augen

Klagt ein Kind immer wieder über Kopfweh, dann sollten Sie beim Kinderarzt vorstellig werden. Denn auch im Kindesalter können **Kopfschmerzen** und **Migräne** auftreten; was übrigens auch Ausdruck einer Nahrungsmittelunverträglichkeit sein kann. **Schwindel** sowie allgemeines **Unwohlsein** sind nach Klärung ebenfalls gut mit Homöopathie zu behandeln. Leidet Ihr Kind an akuten oder immer wiederkehrenden **Augenbeschwerden, Bindehautentzündung** oder „verklebten Augen" mit den typischen morgendlichen „Sandkörnern" im Augeninnenwinkel, dann suchen Sie zu den vom Arzt getroffenen Verordnungen das passende Mittel für Ihr Kind; solches trifft auch für **Gerstenkorn** und **Lidrandentzündung** zu, um die Entzündung zum Abklingen zu bringen. Und bei **Sehfehlern** unterstützen Sie mit homöopathischen Mitteln die augenärztlichen Maßnahmen.

Ohren

Insbesondere im Kleinkindalter treten **Ohrenschmerzen** und **Mittelohrentzündung** leider besonders häufig auf. Mit dem passenden Mittel lässt sich die Krankheitsneigung abschwächen. Sie beugen damit erwiesenermaßen einem **Paukenerguss** (Seite 149) und **Tubenkatarrh** vor. Und bis das Paukenröhrchen operativ eingelegt wird, geben Sie Ihrem Kind das homöopathische Mittel; oft macht es den Eingriff überflüssig. **Hörschwäche, Ohrgeräusche** und **Gehörschäden** treten auch im Kindesalter immer häufiger auf. Setzen Sie die Homöopathie in Abstimmung mit dem Kinderarzt frühzeitig ein, um ein Fortschreiten zu verhindern.

Zähne und Mundbereich

Erkrankungen im Mundraum, wie Bläschen, Mundfäule und Soor, können wirkungsvoll mit Homöopathika behandelt werden, zumal sie oft auch im Rahmen von Allgemeinerkrankungen auftreten. Mit der Homöopathie können Sie auch eine **gestörte Zahnentwicklung** unterstützen und **Zahnungsbeschwerden** und **Zahnschmerzen** lindern.

Hals- und Rachenraum

Im Verlauf eines Infekts kann es zu **Heiserkeit** mit **Kehlkopfentzündung** kommen, bei entsprechender Neigung und vor allem im Winterhalbjahr zu **Pseudo-Krupp** (Krupphusten). Je früher Sie bei Ihrem Kind die Homöopathie anwenden, umso rascher wird es gesund. Dies betrifft auch **Schluckbeschwerden** und **Halsschmerzen**: Geben Sie bereits bei den ersten Anzeichen das Mittel, damit sich eine eitrige **Mandelentzündung** nicht entwickeln kann. **Vergrößerte Mandeln** wie auch **Polypen** lassen sich langfristig ebenfalls mit Homöopathie behandeln, ebenso die damit oft einhergehende Infektanfälligkeit.

Nase und Nebenhöhlen, Allergie

Gerade beim Säugling und Kleinkind ist der akute **Schnupfen** eine die gesamten Atemwege belastende Erkrankung, die Sie mit dem angezeigten Mittel rasch in den Griff bekommen, genauso die **Nasennebenhöhlenentzündung** (**Sinusitis**) beim älteren Kind. Große Erfolge verzeichnet die Homöopathie bei **Heuschnupfen, Hausstaubmilbenallergie** und **Tierhaarallergie,** insbesondere wird auch die oft angeborene Allergieneigung langfristig abgebaut.

In diesem Kapitel

Kopf und Augen

Kopfschmerzen, Migräne	46
Schwindel, Unwohlsein	47
Augenbeschwerden, Bindehautentzündung, „verklebte Augen"	48
Gerstenkorn, Lidrandentzündung	49
Schielen, Kurz- und Weitsichtigkeit	50

Ohren

Ohrenschmerzen, Mittelohrentzündung	51
Paukenerguss, Tubenkatarrh	52
Hörschwäche, Ohrgeräusche, Gehörschaden	53

Zähne und Mundbereich

Aphthen, Faulecken, Soor, spröde Lippen	54
Karies, spätes Zahnen, Zahnspange	55
Zahnungsbeschwerden, Zahnschmerzen	56

Hals- und Rachenraum

Heiserkeit, Kehlkopfentzündung, Pseudo-Krupp	57
Halsschmerzen, Mandelentzündung	58
Vergrößerte Mandeln, Polypen	59

Nase und Nebenhöhlen, Allergie

Schnupfen	60
Nasennebenhöhlenentzündung	61
Heuschnupfen, Hausstaubmilbenallergie	62
Tierhaarallergie (Pferde, Katzen, Hunde)	63

Kopfschmerzen, Migräne

Kopfbereich

wo oder warum	was	wie	wie noch	außerdem	MITTEL
Überanstrengung, Erschöpfung	intensives Lernen strengt an, Kopfschmerzen nach geistiger Arbeit	↓ morgens, durch Anstrengung, Aufregung, Föhn ↑ durch Ruhe, Wärme	hat Angst, die Aufgaben nicht lösen zu können, ist vergesslich, leidet unter Albträumen	belegte Zunge, trockener Mund, nervöse Magenbeschwerden mit Durchfall	Kalium phosphoricum D 12 2-mal tägl. 5 Glob. Seite 132
rasches Wachstum, Infektanfälligkeit, Erschöpfung	Schulkopfschmerzen, Konzentrationsschwäche, ist sehr lebhaft, sensibel	↓ durch Kälte, Wetterwechsel ↑ durch warmes Wetter, an frischer Luft	Wachstumsschmerzen, verspätete Zahnentwicklung, häufige Atemwegsinfekte	bei Morbus Scheuermann (Seite 149), bei Knochenbrüchen, zur Rachitisvorbeugung	Calcium phosphoricum D 12 2-mal tägl. 5 Glob. Seite 123
Infektanfälligkeit, Überanstrengung, rasches Wachstum	Kopfweh, Schwindel, ist wenig ausdauernd, nicht leistungsfähig	↓ nachts, durch Wärme ↑ durch Ruhe	leicht gerötete Wangen im Wechsel mit Blässe, Haut wie „durchsichtig", erschöpft	sehr frühe Periodenblutung, neigt zu Eisenmangel, Frieren, hat wenig Appetit	Ferrum metallicum D 12 2-mal tägl. 5 Glob. Seite 128
Folgen eines Infekts, emotionale Ereignisse: Aufregung, Schreck, Schock	vom Nacken bis zu den Augen ausstrahlende Schmerzen, ist schlapp und müde	↓ abends, in warmen Räumen, durch Wärme ↑ nach Urinabgang	zittrige Schwäche, „kommt nicht in die Gänge", hat keine Energie	schläft „mit offenen Augen", Black-out: bei Klassenarbeiten	Gelsemium sempervirens D 12 2-mal tägl. 5 Glob. Seite 129
akute emotionale Ereignisse, Kummer, Heimweh	Kopfschmerzen als Ausdruck der seelisch belastenden Situation	↓ durch Berührung, Genussmittel, Emotionen ↑ durch Essen	seufzt häufig, ist zu Tränen gerührt, Hals wie zugeschnürt, oft mit Bauchschmerzen	bewährt bei Kummer, wenn das Kind z. B. sein Haustier verloren hat	Ignatia D 12 2-mal tägl. 5 Glob. Seite 131

Schwindel, Unwohlsein

wo oder warum	was	wie	wie noch	außerdem	MITTEL
Reisekrankheit, körperliche und geistige Überanstrengung, Schlafmangel, Jetlag	Schwindelgefühl bei der geringsten Bewegung, Ohrensausen	↓ durch Bewegung, nach dem Schlaf ↑ durch kurze Ruhephasen	reagiert überempfindlich auf Geräusche, gestörter Schlaf-Wach-Rhythmus	neigt zu nervöser Erschöpfung und Reizbarkeit, klagt über Kopfschmerzen	Cocculus* D 6 3-mal 1/4-stündl. 3 Glob., danach 3-mal tägl. 5 Glob. Seite 126
emotionale Ereignisse, Überanstrengung, veranlagungsbedingte Kreislaufschwäche	Schwindelanfälle, extreme Übelkeit, Sehstörungen, Zittern, blass und eiskalt	↓ durch die geringste Bewegung ↑ an frischer Luft	Schwindel mit akuter Kreislaufschwäche, extremer Übelkeit, ängstlicher Unruhe	auch bewährt bei Reiseübelkeit („sterbensübel"), will nur an der frischen Luft bleiben	Tabacum* D 6 3-mal 1/4-stündl. 3 Glob., danach 3-mal tägl. 5 Glob. Seite 144
veranlagungsbedingte Kreislaufschwäche	Schwindelanfälle, Schwarzwerden vor den Augen bei längerem Stehen	↓ am Vormittag ↑ durch Ruhe	Kopfweh mit Flimmern vor den Augen, kann sich nicht konzentrieren	klagt ständig über Müdigkeit, wirkt nicht leistungsfähig	Haplopappus baylahuen D 3 3-mal tägl. 5 Glob. Seite 130
Infektanfälligkeit, Überanstrengung, rasches Wachstum	Schwindel verursacht Kopfweh, hat keine Ausdauer	↓ nachts, durch Wärme ↑ durch Ruhe	leicht gerötete Wangen im Wechsel mit Blässe, Haut wie „durchsichtig", erschöpft	neigt zu Eisenmangel, friert ständig, hat wenig Appetit	Ferrum metallicum D 12 2-mal tägl. 5 Glob. Seite 128
emotionale Erlebnisse, bevorstehende Ereignisse, Höhenangst	Schwindelanfälle und Angst vor Ereignissen, vor großen Höhen, auf Brücken und Türmen	↓ nachts, morgens, durch Wärme, in engen Räumen ↑ im Freien, an kühler Luft	muss unbedingt etwas (Süßes) essen, verursacht viele hörbare Blähungen	der Zappelphilipp, leidet unter Vorahnungen, rennt ständig zur Toilette	Argentum nitricum D 12 2-mal tägl. 5 Glob. Seite 119

* bei bekannter Reiseübelkeit:
3 Tage vor Reisebeginn 3-mal tägl. 5 Glob.

Kopfbereich

Augenbeschwerden, Bindehautentzündung, „verklebte Augen"

wo oder warum	was	wie	wie noch	außerdem	MITTEL
Hitzeeinwirkung, Zugluft, Infektion, Erkältung	Hitzegefühl, Trockenheit und brennende Schmerzen der Bindehäute	↓ durch Berührung, Geräusche, Licht	vergrößerte Pupillen, kneift die Augenlider zusammen, Kopfschmerzen	bei akut „trockener" Entzündung, wenn die Augen kaum tränen	**Belladonna* D 6** 3-mal tägl. 5 Glob. Seite 120
Infektion, Erkältung	zähes, gelblich weißes, morgens eingetrocknetes Sekret im Augeninnenwinkel	↓ nachts, durch Kälte ↑ durch Wärme, Aufsetzen	Augen wie verklebt, Nase verlegt, starkes Schleimen, schwitzt besonders nachts	der „Klassiker" beim zähen Säuglingsschnupfen (3-mal tägl. 1 Glob.)	**Sambucus nigra* D 3** 3-mal tägl. 5 Glob. Seite 140
allergische Reaktion, Überanstrengung, Infektion, Erkältung	gerötete, brennende, schmerzende Augen, anfangs trocken, später scharfe Tränen	↓ abends, durch Wärme, nach langem Lesen ↑ durch Kälte, Dunkelheit	äußerst lichtempfindlich, wässrig-schleimiges Nasensekret, Niesreiz	immer wiederkehrende Entzündungen der Bindehaut und Lidränder	**Euphrasia* D 6** 3-mal tägl. 5 Glob. Seite 128
Überanstrengung, Verletzungen am Auge: ARZT!	ermüdete, brennende Augen durch angestrengtes Lesen (Dunkelheit, Computer)	↓ durch Kälte, Nässe, Anstrengung ↑ durch Ruhe	nach Augenanstrengung zunehmend unscharfes Sehen und Kopfweh	bei Augenverletzungen, nach Unfall oder Augenoperation	**Ruta graveolens* D 6** 3-mal tägl. 5 Glob. Seite 140
emotionale Ereignisse, rasches Wachstum, Erschöpfung, verblitzte Augen: ARZT!	Sehstörungen wie schwarze Schatten, Blitze, unscharfes Sehen, Kopfschmerzen	↓ abends, nachts, durch emotionale Ereignisse ↑ durch kurze Ruhepausen	bei verblitzten Augen (intensive Sonneneinwirkung am Meer oder im Gebirge): ARZT!	hat Vorahnungen, lebhafte Fantasien, Unruhe, inneres Zittern, will nicht allein sein	**Phosphorus D 12** 2-mal tägl. 5 Glob. Seite 138

Hinweis: bei hochakuter Rötung Echinacea D 3 Augentropfen, 3- bis 4-mal täglich 2 Tropfen in jedes Auge
bei abklingender oder anhaltender Entzündung Euphrasia D 3 Augentropfen, 3- bis 4-mal täglich 2 Tropfen in jedes Auge
* Akutdosierung: 1. und 2. Tag: 4- bis 5-mal

Kopfbereich

Gerstenkorn, Lidrandentzündung

wo oder warum	was	wie	wie noch	außerdem	MITTEL
Überhitzung, Sonnenbestrahlung, feuchtkalte (Zug-)Luft	rasch zunehmende, hochrote Entzündung, klopfende Schmerzen	↓ durch Berührung, Geräusche, Licht	Anschwellen der entzündeten Stelle ohne Eiterbildung, oft auch klopfende Kopfschmerzen	in der ersten Entzündungsphase, bei Eiterbildung zu Hepar sulfuris wechseln	**Belladonna*** D 6 1/2-stündl. 5 Glob. Seite 120
Infekt, Kälte, Zugluft	hochakute, schmerzende Entzündung mit Eiterbildung	↓ durch Berührung, kalte Luft ↑ durch Wärmeanwendung	hartnäckige Pusteln an den Lidrändern, die nicht spontan aufgehen, Splitterschmerzen	auch bei eitriger Haut- und Nagelbettentzündung	**Hepar sulfuris*** D 12 2-mal tägl. 5 Glob. Seite 130
Infektion, Erkältung, Feuchtigkeit, Kälte, Nässe	Entzündung am Oberlid, weißlich gelblicher Schleim im Augeninnenwinkel	↓ nachts, in warmer Zimmerluft, durch fettes Essen ↑ an frischer Luft	weinerliche, launische Stimmung, möchte nicht allein sein, hängt ständig am „Rockzipfel"	bewährt bei Warzen am oberen Lidrand	**Pulsatilla pratensis*** D 6 3-mal tägl. 5 Glob. Seite 139
häufige Entzündung, nach chirurgischer Behandlung, seelische Konflikte	entzündliche Verhärtung der geröteten Augenlider, Berührungsempfindlichkeit	↓ nachts, durch Kälte, emotionale Ereignisse ↑ durch Ruhe	Bauchkrämpfe nach emotionalen Ereignissen, neigt zu Narben bildenden Schnittwunden	Gerstenkörner treten immer wieder auf	**Staphisagria*** D 6 3-mal tägl. 5 Glob. Seite 142
Infektion, chronische Entzündung, nach Anwendung von Cortison-Präparaten	anhaltend entzündliche Verhärtung, reibt sich ständig am Auge, Lichtscheu, Tränen	↓ morgens, durch (Bett-)Wärme ↑ durch Kälte	Haut um die Augen trocken, schuppend, Hitzegefühl, übel riechender Schweiß	hartnäckige, immer wieder auftretende Hautausschläge	**Sulfur**** D 12 1-mal tägl. 5 Glob. Seite 143

* Akutdosierung: 1. und 2. Tag: 4- bis 5-mal
** Erstverschlimmerung möglich

Kopfbereich

Sehfehler (Schielen, Kurz- und Weitsichtigkeit)

Kopfbereich

wo oder warum	was	wie	wie noch	außerdem	MITTEL
Schielen	Schielen (nach innen), bräunliche Augenringe, im Zusammenhang mit Wurmbefall	↓ durch Berührung, nachts, im Sommer	bohrt in der Nase wegen Juckreiz, blasses Mund-Dreieck, nächtliches Zähneknirschen	will nicht berührt und angeschaut werden, wechselt die Gesichtsfarbe	Cina D 6 3-mal tägl. 5 Glob. Seite 125
Schielen, Sehschwäche, Kurzsichtigkeit	Sehstörungen wie schwarze Schatten, unscharfes Sehen, Schielen meist nach außen	↓ abends, nachts, durch emotionale Ereignisse ↑ durch kurze Ruhepausen	Sehschwäche verursacht Kopfschmerzen mit Schwindelgefühl	hat Vorahnungen, lebhafte Fantasien, Unruhe, zittert innerlich, will nicht allein sein	Phosphorus D 12 2-mal tägl. 5 Glob. Seite 138
Schielen, Kurzsichtigkeit	unscharfes Sehen oft mit Augenfehlstellung, rasch tränende Augen (Wind, Kälte)	↓ nachts, durch warme Zimmerluft, nasskaltes Wetter ↑ an frischer Luft	das Kind weint bereits, wenn es Fremde anschauen, widersprüchliches Verhalten	große Infektanfälligkeit, gehäuft Atemwegs- und Harnwegsinfekte	Pulsatilla pratensis D 12 2-mal tägl. 5 Glob. Seite 139
Weitsichtigkeit	erkennt nahe Gegenstände schlecht, bei längerem Fixieren Augenfehlstellung	↓ durch Anstrengung, Kälte, Nässe ↑ durch trockenes Wetter, Wärme	Lymphknotenschwellung, säuerliche Schweiße an Kopf und Nacken, anhaltender Milchschorf	reichlich Appetit, verträgt keine (Mutter-)Milch, allgemeine Entwicklung ist verzögert	Calcium carbonicum D 12 2-mal tägl. 5 Glob. Seite 122
Weitsichtigkeit	schlechtes Sehen in der Nähe, neigt zu eitrigen Augenentzündungen	↓ durch Kälte, im Winter, durch Sinneseindrücke ↑ durch Wärme, Zuwendung	friert ständig, kalte, schweißige Füße, neigt zu Infekten mit dünnflüssigem Sekret	oft Frühgeborene und „Mangelgeburts"-Kinder, ältere Kinder sind oft schüchtern	Silicea D 12 2-mal tägl. 5 Glob. Seite 141

Ohrenschmerzen, Mittelohrentzündung

wo oder warum	was	wie	wie noch	außerdem	MITTEL
Zahnungsphase, Erkältung, seelische Ereignisse (Ärger, Aufregung)	unerträgliche Ohrenschmerzen, verlangt etwas, was es dann wütend wegwirft	↓ durch Aufregung, Wärme, nachts ↑ durch lokale Wärme	hat viel Durst, ist sehr schwitzig, hat Durchfall, Wangen einseitig stark gerötet	gereizte, unleidige Stimmung, lässt sich nur schwer beruhigen, will getragen werden	Chamomilla recutita* D 6 3-mal tägl. 5 Glob. Seite 124
intensive Sonnenbestrahlung, Hitzeeinwirkung, Zugluft, Infektion, Erkältung	plötzlich auftretende, klopfende Ohrenschmerzen, große Schmerzhaftigkeit	↓ durch Berührung, Geräusche, Licht	rascher Fieberanstieg, hochrotes, schweißiges Gesicht, Beine oft kalt, will nichts trinken	im schmerzhaften Anfangsstadium auch im Wechsel mit Ferrum phosphoricum	Belladonna* D 6 3-mal tägl. 5 Glob. Seite 120
Infektion, Erkältung, wiederkehrende Mittelohrentzündung	beginnt oft mit Fließschnupfen, rotes/blasses Gesicht, langsam steigendes Fieber	↓ nachts, durch Bewegung ↑ durch kalte Anwendungen	Lymphknotenschwellung, trotz akutem Infekt kaum beeinträchtigtes Allgemeinbefinden	auch bei wiederholt auftretender Mittelohrentzündung (als D 12, 1-mal tägl. 5 Glob.)	Ferrum phosphoricum* D 6 3-mal tägl. 1 Tabl. Seite 128
Infektion, Erkältung, Feuchtigkeit, Kälte, Nässe	dicklicher, weißlich gelber Schleim aus Ohr und Nase, beim Abhusten	↓ nachts, in warmer Zimmerluft ↑ an frischer Luft, durch Zuspruch	Riss im Trommelfell, wodurch sich gelblicher Schleim aus dem Ohr entleert	weinerliche, launische Stimmung, möchte nicht allein sein, „hängt am Rockzipfel"	Pulsatilla pratensis* D 6 3-mal tägl. 5 Glob. Seite 139 ARZT!
Infektion, Erkältung, Temperaturextreme	übel riechendes, dünnflüssiges, gelblich grünes Ohrsekret, auch blutig	↓ nachts, durch nasskaltes Wetter ↑ durch kalte Getränke	dick belegte Zunge, Speichelfluss, Mundgeruch, vergrößerte Mandeln und Lymphknoten	ist tagsüber impulsiv, nachts unruhig mit süßlich riechendem Nachtschweiß	Mercurius solubilis D 12 3-mal tägl. 5 Glob. Seite 135 ARZT!

* Akutdosierung: 1. und 2. Tag: 4- bis 5-mal

Kopfbereich

Paukenerguss, Tubenkatarrh

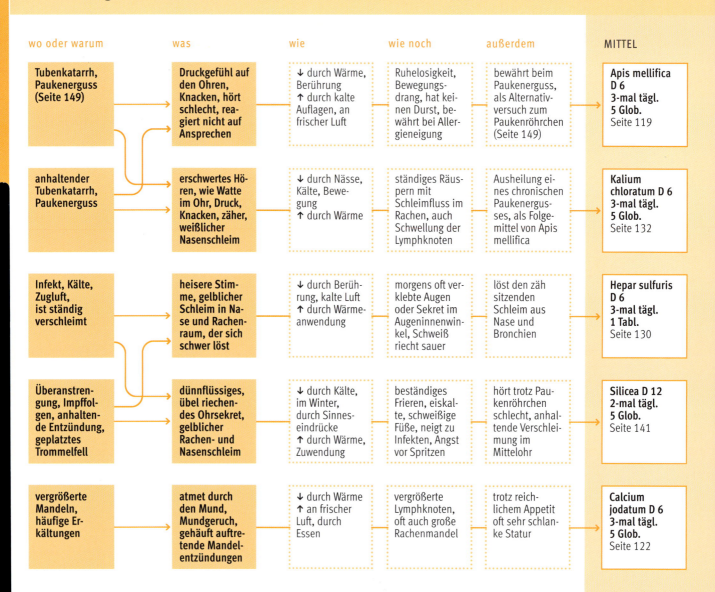

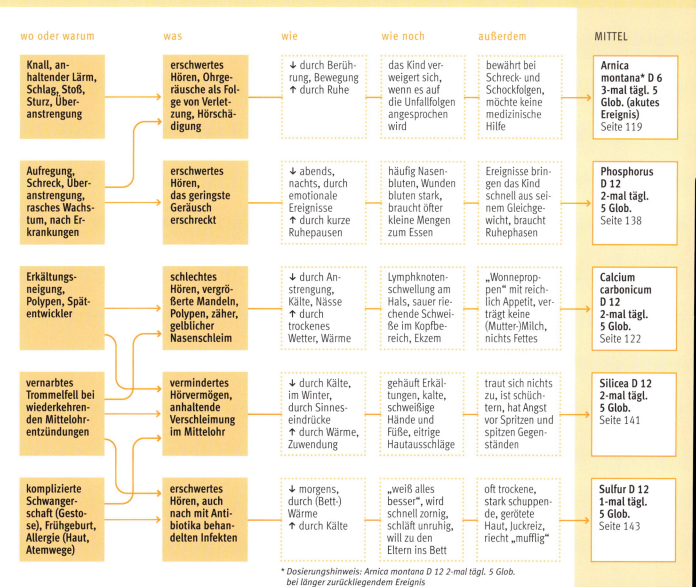

Erkrankungen im Mundraum (Aphthen, Faulecken, Soor, spröde Lippen)

wo oder warum	was	wie	wie noch	außerdem	MITTEL
Soor, Candida-Infektion, wiederkehrende Entzündungen	einzelne weißliche Bläschen mit rötlichem Hof im Mundraum	↓ durch Kaltes	empfindliche, leicht blutende Mundschleimhaut, Bläschen um den Mund	Abwärtsbewegungen verursachen Übelkeit und Ängstlichkeit	Borax D 6 3-mal tägl. 5 Glob. Seite 121
anhaltende Entzündung, akute Infektion, Mundfäule (Stomatitis aphthosa)	rotfleckige Schleimhäute mit Bläschen und gelblichen Belägen, sehr schmerzhaft	↓ nachts, durch Berührung ↑ durch kalte Getränke	schwammiges Zahnfleisch, Zahneindrücke am Zungenrand, Speichelfluss, Mundgeruch	muffelnde Körperausdünstung, übel riechende Nachtschweiße	Mercurius sublimatus corrosivus D 12 3-mal tägl. 5 Glob. Seite 136
hochakute Entzündung, Mundfäule (Stomatitis aphthosa)	verweigert jegliches Essen wegen starker Schmerzen	↓ morgens, nach dem Schlaf, durch Wärme ↑ durch kalte Anwendungen	dunkelrot-bläuliche Mundschleimhaut mit Einblutungen, Berührungsempfindlichkeit	das Kind sieht sehr krank aus und leidet unter der starken Entzündung im Mundraum	Lachesis D 12 3-mal tägl. 5 Glob. Seite 133 **ARZT!**
Faulecken, Abwehrschwäche, anhaltende Entzündung	eingerissene Mundwinkel, Mundgeruch, Speichelfluss	↓ abends, nachts, durch Nässe	blutende Bläschen auf der Mundschleimhaut	Risse am After, bei Berührung blutende Warzen	Acidum nitricum D 12 2-mal tägl. 5 Glob. Seite 116
Stress, Kummer, Aufenthalt am Meer, intensive Sonnenbestrahlung	spröde, rissige, aufgesprungene Lippen, Herpesbläschen	↓ durch Hitze, Kälte, emotionale Ereignisse ↑ an frischer Luft	verlangt nach Pikantem, großes Durstgefühl, mangelnde Gewichtszunahme	Sonnenallergie, bläschenartiger Hautausschlag vor allem am Haaransatz	Natrium chloratum D 12 2-mal tägl. 5 Glob. Seite 136

Gestörte Zahnentwicklung (Karies, spätes Zahnen, Zahnspange)

wo oder warum	was	wie	wie noch	außerdem	MITTEL
Karies	Schwarzwerden der Zähne kurz nach dem Herauskommen	↓ nachts, durch Kälte, emotionale Ereignisse	reagiert auf Tadel rasch gekränkt, ist wütend, wenn etwas in die Quere kommt	bei Narben bildenden Gerstenkörnern, bei Schnittverletzungen zur Wundheilung	**Staphisagria D 6** 3-mal tägl. 5 Glob. Seite 142
Entzündung, Karies, Fehlstellung der Zähne, Zahnspange	kariöse Zähne, anhaltende Zahnschmerzen, Speichelfluss	↓ durch Kälte, Periodenblutung ↑ durch Wärme, Bewegung	starker Mundgeruch, leicht blutendes, ständig entzündetes Zahnfleisch	bewährt, wenn unter der Zahnspange die Karies fortschreitet	**Kreosotum D 6** 3-mal tägl. 5 Glob. Seite 133
mangelnde Festigkeit (Knochen, Zähne, Zahnfleisch)	verzögertes Zahnen, Fehlstellung, lockere Zähne, Rückbildung des Zahnfleischs	↓ durch Kälte, kaltes Wetter ↑ durch Wärme, warme Anwendungen	Erkältungs- und Entzündungsneigung, ist sehr kälteempfindlich, rasch erschöpft	häufig bei Frühgeborenen und „Mangelgeburts"-Kindern	**Silicea D 12** 2-mal tägl. 3 Glob. Seite 141
mangelnde Zahnschmelzfestigkeit, verspätetes Zahnen	weicher Zahnschmelz, kariöse Zähne, Zahnfleischentzündung mit Fistel	↓ durch feuchtheißes Wetter, Kälte, Wetterwechsel ↑ durch Wärme, Essen	Nagelwachstumsstörungen, dünnes Haar, auffallend überstreckbare Gelenke	Rachitisneigung, bewährt bei Blutschwämmchen (Hämangiom, Seite 149)	**Calcium fluoratum D 12** 2-mal tägl. 3 Glob. Seite 122
verspätetes Zahnen, Spätentwickler, „Wonneproppen"	Zahnen und allgemeine Entwicklung ist verzögert, lang anhaltender Milchschorf	↓ durch Anstrengung, Kälte, Nässe ↑ durch trockenes Wetter, Wärme	schmerzhafte Lymphknotenschwellung am Hals, sauer riechende Schweiße am Kopf	hat reichlich Appetit, verträgt keine (Mutter-)Milch	**Calcium carbonicum D 12** 2-mal tägl. 5 Glob. Seite 122

Kopfbereich

Zahnungsbeschwerden, Zahnschmerzen

wo oder warum	was	wie	wie noch	außerdem	MITTEL
akute Aufregung, Schreck, Schock	Angst vor dem Zahnarzt, reagiert panisch	↓ abends, nachts, durch Berührung, Kälte ↑ durch Schweißausbruch	das Kind ist völlig aus dem Lot, glaubt sterben zu müssen	spontanes Einnässen oder Einkoten nach dem Ereignis, auch für längere Zeit	Aconitum napellus D 12 2-mal tägl. 5 Glob. (3 Tage zuvor beginnen) Seite 117
zahnärztlicher Eingriff, anhaltende Wundschmerzen, auch der Zahnlücke	Bluterguss, Schmerzen, Schwellung auch im Gesichtsbereich	↓ durch Berührung, Bewegung ↑ durch Ruhe	Angst- und Schreckfolgen des Eingriffs	das Kind ist überempfindlich und reagiert auch so	Arnica montana* D 6 3-mal tägl. 5 Glob. Seite 119
zahnärztlicher Eingriff, anhaltende neuralgische Zahnschmerzen	einschießende Schmerzen in den Nervenbahnen im Kieferbereich	↓ durch Berührung, Kälte, Wetterwechsel	anhaltendes Taubheitsgefühl, stechende Schmerzen	Kopfschmerzen, Benommenheitsgefühl	Hypericum perforatum* D 6 3-mal tägl. 5 Glob. Seite 131
akutes Zahnen, Zahndurchbruch	sehr schmerzempfindlich, kann die Schmerzen nicht mehr ertragen	↓ durch Kaffee, Wärme, nachts	eine Gesichtshälfte ist oft rot und heiß, die andere blass, Zahnungsdurchfall	ärgerliche und gereizte Stimmung, oft aggressives Verhalten, will getragen werden	Chamomilla recutita* D 12 2-mal tägl. 3 Glob. Seite 124
akutes Zahnen, Zahndurchbruch, Heimweh	Zahnschmerzen verursachen stilles Schluchzen, will tröstende Zuwendung	↓ nachts, durch warme Zimmerluft, nasskaltes Wetter ↑ an frischer Luft	weinerliche, oft wechselnde Stimmungslage, widersprüchliches Verhalten	große Infektanfälligkeit, gehäuft Atemwegs- und Harnwegsinfekte	Pulsatilla pratensis D 12 2-mal tägl. 3 Glob. Seite 139

* Akutdosierung: 1. und 2. Tag: 4- bis 5-mal

Kopfbereich

Heiserkeit, Kehlkopfentzündung, Pseudo-Krupp

wo oder warum	was	wie	wie noch	außerdem	MITTEL
Kälte, Zugluft, seelische Ereignisse (Angst, Schock, Schreck)	plötzlicher Krankheitsbeginn, tonlose Stimme, innere Unruhe, Angstgefühl, Durst	↓ durch Berührung, Kälte ↑ durch Schweißausbruch	rasch ansteigendes Fieber, blasse, trockene Haut	typisches Anfangsstadium eines Infekts mit Heiserkeit wie bei Pseudo-Krupp	**Aconitum napellus D 6** 3-mal etwa alle 5 Minuten 5 Glob. Seite 117
Infekt, Kälte, Zugluft, Pseudo-Krupp	heisere Stimme mit gelblichem Schleim aus Nase und Rachenraum, der sich schwer löst	↓ durch Berührung, kalte Luft ↑ durch Wärmeanwendung	Kopfschmerzen an Stirn und Wangenknochen, säuerlich riechender Schweiß	neigt zu Erkältungen mit zäher Schleimbildung	**Hepar sulfuris* D 6** 3-mal tägl. 1 Tabl. Seite 130
Infekt, Erkältung, Pseudo-Krupp, Kehlkopfhusten	bellender Husten, kruppartig („hi"), heisere Stimme	↓ um Mitternacht, aus dem Schlaf heraus, im Liegen ↑ durch Wärme, warme Speisen	Rachenschleim, räuspert ständig, Kratzen im Hals, der berührungsempfindlich ist	Husten, der vom Kehlkopf ausgeht, auch mit pfeifender Atmung	**Spongia* D 6** 4-mal tägl. 5 Glob. Seite 142
Erkältung, seelische Überforderung, Blasenschwäche	heisere oder tonlose Stimme, besonders morgens, hohl klingender Husten	↓ durch Kälte, Zugluft ↑ durch Wärme, Trinken	Urinabgang beim Husten, Niesen, Springen, durch seelische Ereignisse	Blasenschwäche, Reizblase, bei nächtlichem Einnässen	**Causticum D 12** 2-mal tägl. 5 Glob. Seite 124
Überanstrengung, allgemeine Erschöpfung, nach Erkrankungen	abends raue Stimme, zunehmende Heiserkeit, trockener Reizhusten	↓ abends, nachts, durch emotionale Ereignisse ↑ durch kurze Ruhepausen	isst häufig, zittrige Schwäche bei leerem Magen, großer Durst, häufiges Nasenbluten	schlank, nervös, braucht immer wieder Ruhephasen, zittert innerlich, Bewegungsdrang	**Phosphorus D 12** 2-mal tägl. 5 Glob. Seite 138

* Dosierungshinweis: 1. Tag 4- bis 5-mal

Kopfbereich

Schluckbeschwerden, Halsschmerzen, Mandelentzündung

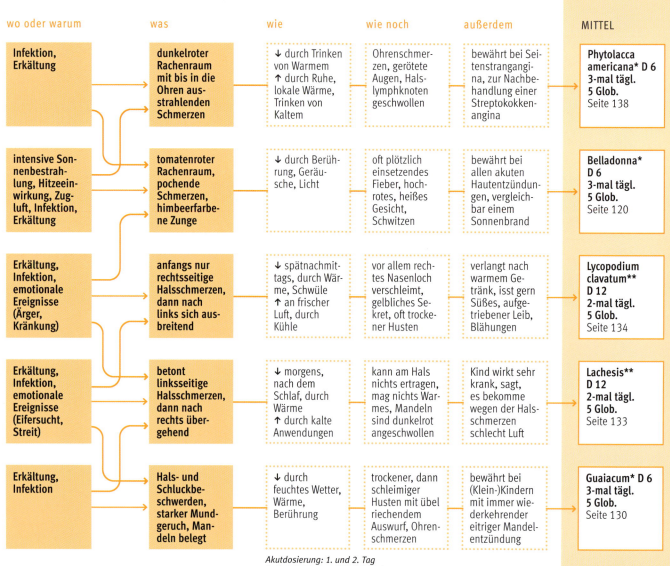

Vergrößerte Mandeln, Polypen

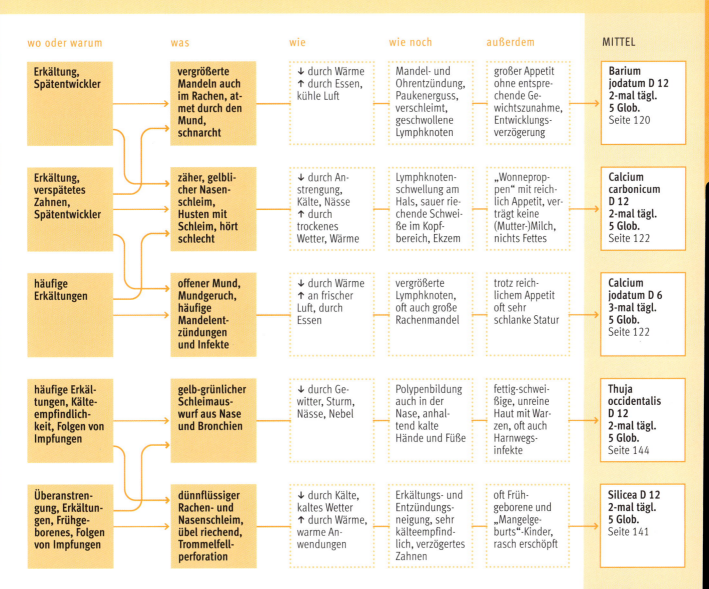

wo oder warum	was	wie	wie noch	außerdem	MITTEL
Erkältung, Spätentwickler	vergrößerte Mandeln auch im Rachen, atmet durch den Mund, schnarcht	↓ durch Wärme ↑ durch Essen, kühle Luft	Mandel- und Ohrentzündung, Paukenerguss, verschleimt, geschwollene Lymphknoten	großer Appetit ohne entsprechende Gewichtszunahme, Entwicklungsverzögerung	Barium jodatum D 12 2-mal tägl. 5 Glob. Seite 120
Erkältung, verspätetes Zahnen, Spätentwickler	zäher, gelblicher Nasenschleim, Husten mit Schleim, hört schlecht	↓ durch Anstrengung, Kälte, Nässe ↑ durch trockenes Wetter, Wärme	Lymphknotenschwellung am Hals, sauer riechende Schweiße im Kopfbereich, Ekzem	„Wonneproppen" mit reichlich Appetit, verträgt keine (Mutter-)Milch, nichts Fettes	Calcium carbonicum D 12 2-mal tägl. 5 Glob. Seite 122
häufige Erkältungen	offener Mund, Mundgeruch, häufige Mandelentzündungen und Infekte	↓ durch Wärme ↑ an frischer Luft, durch Essen	vergrößerte Lymphknoten, oft auch große Rachenmandel	trotz reichlichem Appetit oft sehr schlanke Statur	Calcium jodatum D 6 3-mal tägl. 5 Glob. Seite 122
häufige Erkältungen, Kälteempfindlichkeit, Folgen von Impfungen	gelb-grünlicher Schleimauswurf aus Nase und Bronchien	↓ durch Gewitter, Sturm, Nässe, Nebel	Polypenbildung auch in der Nase, anhaltend kalte Hände und Füße	fettig-schweißige, unreine Haut mit Warzen, oft auch Harnwegsinfekte	Thuja occidentalis D 12 2-mal tägl. 5 Glob. Seite 144
Überanstrengung, Erkältungen, Frühgeborenes, Folgen von Impfungen	dünnflüssiger Rachen- und Nasenschleim, übel riechend, Trommelfellperforation	↓ durch Kälte, kaltes Wetter ↑ durch Wärme, warme Anwendungen	Erkältungs- und Entzündungsneigung, sehr kälteempfindlich, verzögertes Zahnen	oft Frühgeborene und „Mangelgeburts"-Kinder, rasch erschöpft	Silicea D 12 2-mal tägl. 5 Glob. Seite 141

Schnupfen

Kopfbereich

wo oder warum	was	wie	wie noch	außerdem	MITTEL
Abwehrschwäche, Infektion, Erkältung, wiederkehrende Mittelohrentzündung	niesen, starker Fließschnupfen, rotes/blasses Gesicht, langsam steigendes Fieber	↓ nachts, durch Bewegung ↑ durch kalte Anwendungen	Allgemeinbefinden ist durch Infekt kaum beeinträchtigt, geschwollene Lymphknoten	Schnupfen und Erkältung schlagen sich aufs Ohr, neigt zu Mittelohrentzündung	**Ferrum phosphoricum* D 6** 3-mal tägl. 1 Tabl. Seite 128
Infekt, intensive Sonneneinwirkung (Gebirge, Meer), lang anhaltender Kummer	Nasenfluss oder Stockschnupfen, riecht und schmeckt nichts mehr	↓ morgens, durch Anstrengung ↑ beim Liegen, an frischer Luft	Niesanfälle, Lippenherpes, rissige Lippen, neigt zu Hautausschlägen	kann negative Erlebnisse nicht überwinden, mangelnde Gewichtszunahme	**Natrium chloratum D 12** 2-mal tägl. 5 Glob. Seite 136
Infekt, Erkältung, von der Nase zu den Bronchien absteigend	wässriger, später dick-gelblicher Schnupfen, Niesattacken, bellender Husten	↓ nachts, durch Kälte ↑ durch Aufsetzen	Trockenheit im Rachen, Halsschmerzen und Schluckbeschwerden kommen und gehen	typischer Verlauf einer Erkältung, die mit schleimigem Husten endet	**Sticta* D 6** 3-mal tägl. 5 Glob. Seite 143
Infektion, Erkältung, Feuchtigkeit, Kälte, Nässe	Fließschnupfen wechselt mit weißlich gelbem Schleim	↓ nachts, bei warmer Zimmerluft ↑ an frischer Luft, durch Zuspruch	klagt über Kopfweh, anfangs trockener Husten, dann gelblicher Schleim beim Abhusten	weinerliche, launische Stimmung, „Heulsuse", möchte nicht allein sein	**Pulsatilla pratensis* D 6** 3-mal tägl. 5 Glob. Seite 139
Infektion, Erkältung	zähe, gelbliche Schleimbläschen, mit jedem Atemzug sichtbar, starkes Schleimen	↓ nachts, durch Kälte ↑ durch Wärme, Aufsetzen	weißliches, morgens eingetrocknetes Sekret im Augeninnenwinkel	kann nicht richtig schnaufen und saugen (zäher Säuglingsschnupfen)	**Sambucus nigra* D 3** 3-mal tägl. 1 Glob. Seite 140

* Akutdosierung: 1. und 2. Tag: 4- bis 5-mal

Nasennebenhöhlenentzündung (Sinusitis)

wo oder warum	was	wie	wie noch	außerdem	MITTEL
Erkältung, Infekt	gelblich weißer, zäher Schleim aus der Nase und beim Husten	↑ an frischer Luft, durch Wärme	klopfende Kopfschmerzen, gelbliches, zähes Sekret auch im Augeninnenwinkel	gehäuft Schnupfen und Sinusitis, meist verbunden mit Blähungen und Durchfall	Kalium bichromicum* D 6 3-mal täglich 1 Tabl. Seite 132
hochakuter oder sich hinziehender Infekt	gelblicher oder grüner Schleim, der sich schwer löst, trockener Husten	↓ durch Kälte, Wind	permanente Verschleimung, auch mit Ohrendruck, schlechtem Hören	der anhaltende oder immer wieder auftretende Infekt wirkt schwächend	Hydrastis canadensis* D 6 3-mal tägl. 5 Glob. Seite 131
Infekt, Kälte, Zugluft	schwer löslicher, zäher, dick-gelblicher Schleim, stechende Kopfschmerzen	↓ durch Berührung, kalte Luft ↑ durch Wärme, warmes Wetter	Schmerzen bei der geringsten Hautberührung, das ganze Kind riecht säuerlich	neigt zu Erkältungen mit zäher Schleimbildung in Nase und Bronchien, Pseudo-Krupp	Hepar sulfuris* D 6 3-mal täglich 1 Tabl. Seite 130
Infekt, Erkältung, von der Nase zu den Bronchien absteigend	wässriger, später dick-gelblicher Schnupfen, bellender Husten mit Schleim	↓ nachts, durch Kälte ↑ durch Aufsetzen	Trockenheit im Rachen, Halsschmerzen und Schluckbeschwerden kommen und gehen	bewährt beim typischen Verlauf einer Erkältung, die mit einer Bronchitis endet	Sticta* D 6 3-mal tägl. 5 Glob. Seite 143
abklingender Infekt, angegriffene Schleimhäute	erschwerte Nasenatmung, Borken in der Nase, zähes Sekret	↓ durch trockene (Zimmer-)Luft ↑ im Freien	trockener Mund, belegte Zunge, Hüsteln und Räuspern	müde und ohne Ausdauer, nach Infekt oft Verstopfung, Durchfall, Blähungen	Luffa operculata** D 6 3-mal täglich 5 Glob. Seite 134

* Akutdosierung: 1. und 2. Tag: 4- bis 5-mal
** Hinweis: Luffa operculata D 12 bei dünnflüssigem Nasenschleim und Brennen im Hals wie bei allergischem Schnupfen, als Luffa D 3 Nasentropfen 3-mal tägl. 1 Sprühstoß (auch für Kleinkinder geeignet!)

Heuschnupfen, Hausstaubmilbenallergie

wo oder warum	was	wie	wie noch	außerdem	MITTEL
Augen, Nase und Bronchien	Tränenfluss, Fließschnupfen mit anhaltendem Niesen, Atembeschwerden	↓ durch Wärme, Schwitzen	Gefühl, als ob alles aus Augen und Nase fließt, erschwertes Atmen, Asthmaneigung	6 Wochen vor Eintritt der akuten Beschwerden Galphimia glauca D 12, 1-mal tägl. 5 Glob.	Galphimia glauca* D 6 3-mal tägl. 5 Glob. Seite 129
Augen, Nase	Niesanfälle, Juckreiz, Kitzeln in der Nase, Fließschnupfen, später zähes Sekret	↓ morgens, durch Kälte	Augen tränen ständig, Stirnkopfschmerzen	bewährt bei chronischem Schnupfen, auch durch Hausstaubmilben bedingt	Sabadilla* D 6 3-mal tägl. 5 Glob. Seite 140
Nase, Bronchien	erschwerte Nasenatmung, Borken in der Nase, trockene Schleimhäute, zähes Sekret	↓ durch trockene (Zimmer-)Luft ↑ im Freien	Brennen im Hals, belegte Zunge, Hüsteln, Müdigkeit, unregelmäßiger Stuhlgang	Heuschnupfen im Wechsel mit Sinusitis, bei Hausstaubmilbenallergie	Luffa operculata* D 6 3-mal tägl. 5 Glob. Seite 134
Nase, Rachen	Juckreiz im Rachen, ständiges Räuspern, auch mit Verschleimung	↓ abends, nachts ↑ durch Trinken von Kaltem	trockener, hart klingender Husten, neigt zu heiserer Stimme	Rachen ist heiß, trocken und brennend	Wyethia helenoides* D 6 3-mal tägl. 5 Glob. Seite 145
Augen, Nase, Rachen	extremer Juckreiz in Nase und im gesamten Rachenraum, will sich ständig kratzen	↓ durch Wärme	Juckreiz im Gehörgang und im Ohrbereich, kann nichts mehr riechen, Fließschnupfen	neigt zu Hautausschlägen, juckende Hautreizung	Arundo donax* D 6 3-mal tägl. 5 Glob. Seite 120

Kopfbereich

* Hinweis: bei sehr akuten Beschwerden bis zu 5-mal täglich

Tierhaarallergie (Pferde, Katzen, Hunde)

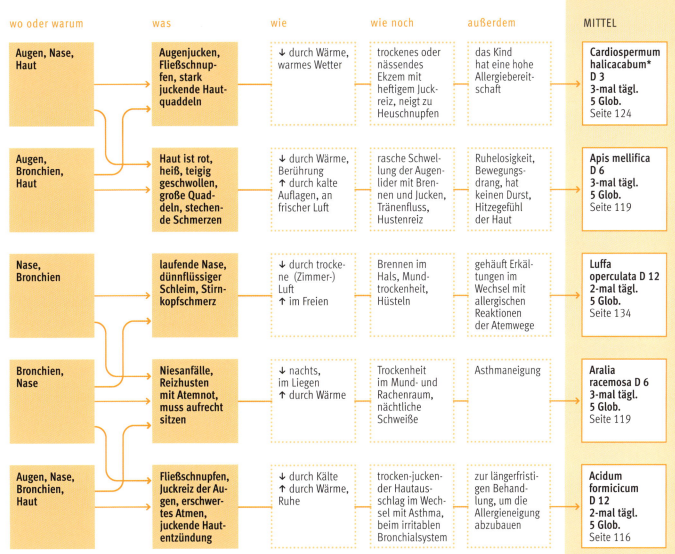

wo oder warum	was	wie	wie noch	außerdem	MITTEL
Augen, Nase, Haut	Augenjucken, Fließschnupfen, stark juckende Hautquaddeln	↓ durch Wärme, warmes Wetter	trockenes oder nässendes Ekzem mit heftigem Juckreiz, neigt zu Heuschnupfen	das Kind hat eine hohe Allergiebereitschaft	**Cardiospermum halicacabum* D 3** 3-mal tägl. 5 Glob. Seite 124
Augen, Bronchien, Haut	Haut ist rot, heiß, teigig geschwollen, große Quaddeln, stechende Schmerzen	↓ durch Wärme, Berührung ↑ durch kalte Auflagen, an frischer Luft	rasche Schwellung der Augenlider mit Brennen und Jucken, Tränenfluss, Hustenreiz	Ruhelosigkeit, Bewegungsdrang, hat keinen Durst, Hitzegefühl der Haut	**Apis mellifica D 6** 3-mal tägl. 5 Glob. Seite 119
Nase, Bronchien	laufende Nase, dünnflüssiger Schleim, Stirnkopfschmerz	↓ durch trockene (Zimmer-) Luft ↑ im Freien	Brennen im Hals, Mundtrockenheit, Hüsteln	gehäuft Erkältungen im Wechsel mit allergischen Reaktionen der Atemwege	**Luffa operculata D 12** 2-mal tägl. 5 Glob. Seite 134
Bronchien, Nase	Niesanfälle, Reizhusten mit Atemnot, muss aufrecht sitzen	↓ nachts, im Liegen ↑ durch Wärme	Trockenheit im Mund- und Rachenraum, nächtliche Schweiße	Asthmaneigung	**Aralia racemosa D 6** 3-mal tägl. 5 Glob. Seite 119
Augen, Nase, Bronchien, Haut	Fließschnupfen, Juckreiz der Augen, erschwertes Atmen, juckende Hautentzündung	↓ durch Kälte ↑ durch Wärme, Ruhe	trocken-juckender Hautausschlag im Wechsel mit Asthma, beim irritablen Bronchialsystem	zur längerfristigen Behandlung, um die Allergieneigung abzubauen	**Acidum formicicum D 12** 2-mal tägl. 5 Glob. Seite 116

* Zur äußerlichen Anwendung als Halicar®-Salbe und -Creme

Brustbereich/Immunsystem

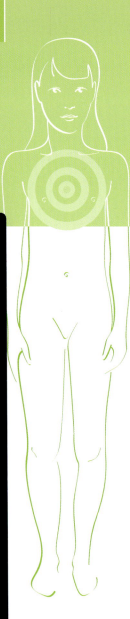

Das Kapitel umfasst drei Bereiche: die unteren Atemwege, also die verschiedenen Erkrankungen der Bronchien, sowie Erkältungskrankheiten als Folge eines geschwächten Immunsystems. Ebenfalls finden Sie in diesem Kapitel Mittel für die im Kindesalter häufiger vorkommenden Herz-Kreislauf-Beschwerden.

Bronchien

Bei einer Entzündung der Bronchien kommt es zu einer Bronchitis mit den typischen Hustenanfällen. Hier gilt: Je jünger das Kind ist, umso schneller lassen Sie bitte die Ursache des Hustens vom Arzt abklären. Bei frühzeitigem Behandlungsbeginn mildert und verkürzt das passende Mittel den Atemwegsinfekt Ihres Kindes – damit sich aus einem anfangs harmlosen Husten keine Lungenentzündung entwickeln kann.

Für die richtige Wahl stellen Sie sich zunächst die Frage: Ist die Bronchitis Ihres Kindes eher ohne oder mit Schleimauswurf? Dementsprechend schauen Sie bitte in der Tabelle **„trockener Husten"** oder **„schleimiger Husten"** nach. Nicht selten ändert sich das Bild während des Verlaufs: Aus dem anfangs trockenen Husten entwickelt sich ein Husten mit eher viel Schleimbildung. Passen Sie deshalb während der Behandlung das Mittel dem Krankheitsbild immer wieder an. Alle Mittel der Seiten 66 und 67 können Sie auch bei einer Lungenentzündung zusätzlich zu den vom Arzt verordneten Medikamenten geben.

Leidet Ihr Kind immer wieder an Infekten, die sich in den Bronchien festsetzen, spricht die Medizin von einem **irritablen Bronchialsystem;** besteht eine anhaltende oder anfallsweise Verengung der Bronchien, dann ist ein **Asthma bronchiale** wahrscheinlich: Nach genauer Diagnosestellung durch Ihren Arzt stimmen Sie sich bitte mit ihm ab, denn das für Ihr Kind passende Mittel können Sie längerfristig mit dem Ziel der Ausheilung geben.

Immunsystem

Wenngleich mehrere Infekte pro Jahr – zumal im Kindergartenalter – nicht ungewöhnlich sind, so lassen sich diese **Erkältungskrankheiten** und **fieberhaften Infekte** doch besonders wirkungsvoll mit Homöopathie behandeln. Trotz des Hinweises, es handle sich nur um einen einfachen, „banalen" Infekt, der ohne weitere schulmedizinische Therapie sowieso von selbst abklinge, sollten Sie Ihrem Kind ein homöopathisches Mittel geben: Es stärkt gezielt und spezifisch das körpereigene Abwehrsystem. Bauen Sie deshalb bei Ihrem Kind die **Infektanfälligkeit** mit Homöopathie ab. Bei anhaltenden oder wiederkehrenden Infekten macht auch eine homöopathische Behandlung mit dem individuellen Konstitutionsmittel (siehe Seite 149) Sinn. Dazu konsultieren Sie aber bitte einen homöopathisch versierten Arzt.

Herz und Kreislauf

Ohne Frage – angeborene Herzfehler wie auch durch meist entzündliche Erkrankungen erworbene Herzerkrankungen können vom erfahrenen Homöopathen unterstützend zur Schulmedizin behandelt werden. Demgegenüber gibt es, nach ärztlicher Abklärung, bei zumeist älteren Kindern **Kreislaufbeschwerden** sowie durch zu **niedrigen Blutdruck** bedingte Störungen im Befinden, die Sie selbst mit Homöopathika nachhaltig bessern können. Neben den akuten Beschwerden können vor allem die anhaltenden, das Kind oft sehr belastenden Symptome mit der Homöopathie behoben werden. Bei der Auswahl des richtigen Mittels fragen Sie sich am besten, was Ihr Kind momentan am meisten belastet.

In diesem Kapitel

Bronchien

Trockener Husten	66
Schleimiger Husten	67
Irritables Bronchialsystem, Asthma bronchiale	68

Immunsystem

Erkältungskrankheiten, fieberhafter Infekt	69
Infektanfälligkeit	70

Herz und Kreislauf

Kreislaufbeschwerden, niedriger Blutdruck	71

Trockener Husten

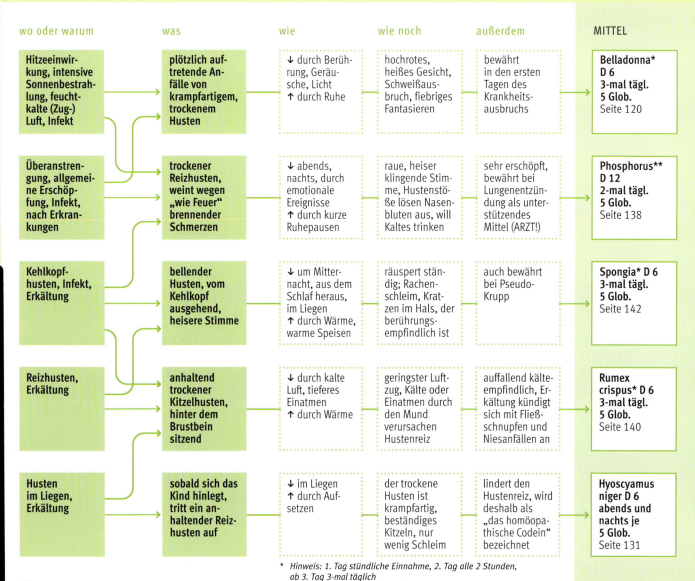

Schleimiger Husten

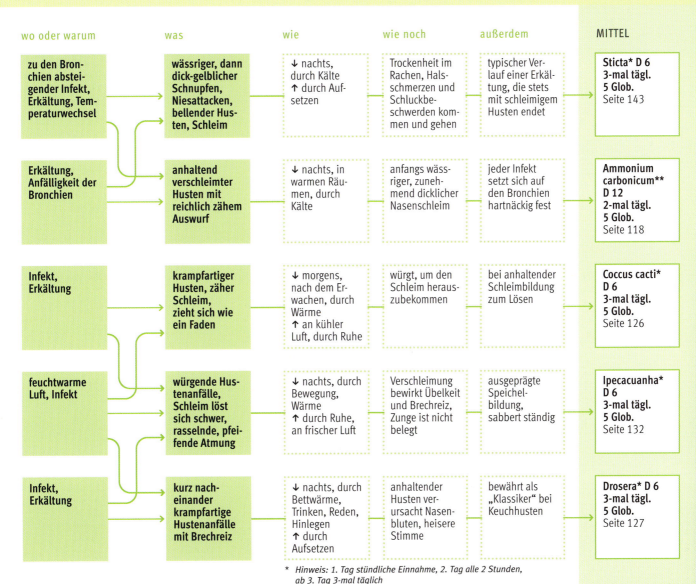

Irritables Bronchialsystem, Asthma bronchiale

wo oder warum	was	wie	wie noch	außerdem	MITTEL
Überanstrengung, Infekt	sich steigernde Hustenanfälle führen zu Atemnot, wenig Schleim	↓ morgens ↑ durch Wassertrinken	blasses Aussehen, kalter Schweiß	das Kind wirkt verzagt und ängstlich	**Lobelia inflata D 6** 3-mal tägl. 5 Glob. Seite 133
Allergie, Zugluft	Niesanfälle, Reizhusten, Atemnot im Liegen	↓ abends ↑ durch Wärme	das Kind sagt, im Hals sei etwas „Komisches" (Fremdkörpergefühl)	bewährt bei allergischer Ursache der Atembeschwerden	**Aralia racemosa D 6** 3-mal tägl. 5 Glob. Seite 119
feuchtwarme Luft, Infekt	würgende Hustenanfälle, Schleim löst sich schwer, rasselnde, pfeifende Atmung	↓ nachts, durch Bewegung, Wärme ↑ durch Ruhe, an frischer Luft	Verschleimung bewirkt Übelkeit und Brechreiz, Zunge ist nicht belegt	ausgeprägte Speichelbildung, sabbert ständig	**Ipecacuanha D 6** 3-mal tägl. 5 Glob. Seite 132
Feuchtigkeit, Kälte, Nebel	trockener oder gelblich-schleimiger Husten mit Atembeschwerden	↓ morgens, durch feuchtkaltes Wetter ↑ durch Wärme	das Kind wirkt wie aufgeschwemmt, morgens gehäuft Durchfälle	bei Kopfweh nach lang zurückliegendem Unfall oder einer Rückenmarkspunktion	**Natrium sulfuricum D 12** 2-mal tägl. 5 Glob. Seite 136
Augen, Nase, Bronchien, Haut	erschwertes Atmen, Hustenreiz, Fließschnupfen, tränende Augen	↓ durch Kälte ↑ durch Wärme, Ruhe	trocken-juckender Hautausschlag im Wechsel mit Asthma, beim irritablen Bronchialsystem	zur langfristigen Behandlung, um die Überempfindlichkeit der Atemwege abzubauen	**Acidum formicicum D 12** 2-mal tägl. 5 Glob. Seite 116

Brustbereich/Immunsystem

Erkältungskrankheiten, fieberhafter Infekt

→ Infektanfälligkeit S. 70

wo oder warum	was	wie	wie noch	außerdem	MITTEL
Kälte, Zugluft, seelische Ereignisse (Schock, Schreck)	rasch ansteigendes Fieber, blasse, trockene Haut, Ängstlichkeit	↓ durch Berührung, Kälte ↑ durch Schweißausbruch	plötzlicher Krankheitsbeginn, innere Unruhe, großer Durst	wenn als erstes Infektzeichen ein Schüttelfrost auftritt	**Aconitum napellus* D 6** stündl. 5 Glob. Seite 117
Überhitzung, Sonnenbestrahlung, feuchtkalte (Zug-)Luft	plötzlich auftretendes Fieber, hochrotes, heißes Gesicht	↓ durch Berührung, Geräusche, Licht	Brennschmerz der Haut, klopfende Kopfschmerzen, Fantasieren	häufig Folgemittel von Aconitum napellus, bei Fieber und Entzündungen	**Belladonna* D 6** stündl. 5 Glob. Seite 120
Erkältung, Infektion, Zahnen	rotes, schwitzendes Gesicht vom Weinen und Schreien, gereizt und unleidlich	↓ durch Aufregung, Wärme, nachts ↑ durch lokale Wärme	verlangt Dinge, die es dann wütend wegwirft, will getragen werden	bewährt beim Zahnen: Kann die Schmerzen nicht mehr ertragen	**Chamomilla recutita* D 6** stündl. 5 Glob. Seite 124
feuchtwarmes Wetter (Sommergrippe), Virusinfektion, Schreck, Stress	allmählicher Fieberanstieg, dunkelrotes Gesicht, auffallend müde	↓ abends, in warmen Räumen, durch Wärme	zittrige Schwäche, ohne Energie, friert, ist apathisch, mag nichts trinken	bewährt zur Nachbehandlung von Virusinfekten mit verzögerter Genesung	**Gelsemium sempervirens* D 6** stündl. 5 Glob. Seite 129
Infektion, Erkältung, wiederkehrende Mittelohrentzündung	eher langsam ansteigendes, mäßig hohes Fieber, rotes/blasses Gesicht	↓ nachts, durch Bewegung ↑ durch kalte Anwendungen	Allgemeinbefinden ist trotz Fieber kaum beeinträchtigt, Kind will spielen	bewährt bei wiederkehrenden Mittelohrentzündungen, (als D 12, 1-mal tägl. 3 Glob.)	**Ferrum phosphoricum* D 6** stündl. 1 Tabl. Seite 128

* Hinweis: 1. Tag stündliche Einnahme, 2. Tag alle 2 Stunden, ab 3. Tag 3-mal täglich

Brustbereich/Immunsystem

Infektanfälligkeit

→ Erkältungskrankheiten, fieberhafter Infekt S. 69

Brustbereich/Immunsystem

wo oder warum	was	wie	wie noch	außerdem	MITTEL
Augen, Nase, Nasennebenhöhlen, Ohren, Mandeln, Bronchien	dünnflüssiger, übel riechender Schleim beim Husten, anhaltende Entzündung	↓ durch Kälte, im Winter ↑ durch Wärme	raue, trockene, zu Ausschlägen neigende Haut, unschöne Nägel, schweißig-kalte Füße	ist furchtsam, traut sich nicht, oft Frühgeborene und „Mangelgeburts"-Kinder	Silicea D 12 2-mal tägl. 5 Glob. Seite 141
Nase, Bronchien	häufige Atemwegsinfekte mit Schnupfen, Husten, Lymphknotenschwellung	↓ durch Kälte, Nässe, Wetterwechsel ↑ durch warmes Wetter, an frischer Luft	verspätete Zahnentwicklung, Wachstumsschmerzen, Konzentrationsschwäche	ist sensibel, schreckhaft, isst gerne Geräuchertes und Würziges	Calcium phosphoricum D 12 2-mal tägl. 5 Glob. Seite 123
Mandeln, Ohren	Mandel- und Ohrentzündung, Paukenerguss, geschwollene Lymphknoten	↓ durch Wärme ↑ durch Essen, an kühler Luft	vergrößerte Mandeln auch im Rachen, atmet durch den Mund, Schnarchen	großer Appetit ohne entsprechende Gewichtszunahme, Entwicklungsverzögerung	Barium jodatum D 12 2-mal tägl. 5 Glob. Seite 120
Mandeln, Ohren, Bronchien	anhaltender, zumeist dicklicher Schleim aus der Nase, Husten mit Auswurf	↓ durch Anstrengung, Kälte, Nässe ↑ durch trockenes Wetter, Wärme	geschwollene Halslymphknoten, sauer riechende Schweiße an Kopf und Nacken	lang anhaltender Milchschorf, häufig chronischer Hautausschlag, oft übergewichtig	Calcium carbonicum D 12 2-mal tägl. 5 Glob. Seite 122
Nase, Mandeln, Ohren	stark geschwollene Mandeln mit vergrößerten Lymphknoten, ständig verschleimt	↓ durch Kälte, kalte Luft ↑ durch Aufenthalt im Freien	große Rachenmandel, Mundatmung, hört schlecht, mangelnder Kieferschluss	fülliges Kind mit großem Appetit, wirkt unentschlossen und „fremdelt", wächst langsam	Barium carbonicum D 12 2-mal tägl. 5 Glob. Seite 120

Kreislaufbeschwerden, niedriger Blutdruck

wo oder warum	was	wie	wie noch	außerdem	MITTEL
emotionale Ereignisse, Überforderung, Magen-Darm-Infekt	akute Kreislaufschwäche, blass, kalter Schweißausbruch, Ohnmachtsneigung	↓ durch Anstrengung, Aufregung ↑ durch Trinken von Kaltem	Kältegefühl am ganzen Körper, Erbrechen, wässrige Durchfälle, Bauchkrämpfe	die „homöopathischen Notfalltropfen" bei akuten Kreislaufproblemen	**Veratrum album* D 6** 3-mal tägl. 5 Glob. Seite 145
emotionale Ereignisse, Lampenfieber	das Herz klopft bis zum Hals, heftiger Puls, „alles dreht sich", schweißig	↓ durch Kälte, Bewegung ↑ durch Ruhe, Schwitzen	rote Hautflecken im Gesichtsbereich, bekommt vor Aufregung kaum Luft beim Sprechen	bei Klassenarbeiten oder wenn das Kind vor anderen etwas aufsagen soll	**Strophantus gratus* D 6** 3-mal tägl. 5 Glob. Seite 143
Aufregung, Schreck, Kummer, Überanstrengung, Wachstumsphase	Vorahnungen, lebhafte Fantasien durch Erlebtes führen zu Unruhe, innerem Zittern	↓ abends, nachts, durch emotionale Ereignisse ↑ durch kurze Ruhepausen	kann nicht allein sein, Geräusch erschreckt, Gesichtsblässe, Ohnmachtsneigung	Ereignisse bringen das Kind aus dem seelischen und körperlichen Gleichgewicht	**Phosphorus D 12** 2-mal tägl. 5 Glob. Seite 138
Überanstrengung, Entwicklungsphasen	wechselt rasch die Gesichtsfarbe von Rot nach Blass, ist rasch erschöpft	↓ nachts, durch Wärme ↑ durch Ruhe	klagt über Kopfweh und Schwindel, das Kind wirkt unausgeglichen, nervös-gereizt	neigt zu Eisenmangel, Frieren, Frösteln, „schlechter Esser"	**Ferrum metallicum D 12** 2-mal tägl. 5 Glob. Seite 128
veranlagungsbedingte Kreislaufschwäche	Schwarzwerden vor den Augen, kann nicht lange Zeit stehen	↓ vormittags ↑ durch Ruhe	Kopfweh mit Flimmern vor den Augen, neigt zu Kreislaufkollaps	wirkt immer müde und unausgeschlafen, ist eher „still", oft gedrückte Stimmung	**Haplopappus baylahuen D 3** 3-mal tägl. 5 Glob. Seite 130

* Dosierungshinweis: bei akutem Ereignis alle 2 bis 3 Minuten 5 Glob. (insgesamt 3- bis 4-mal)

Bauchraum

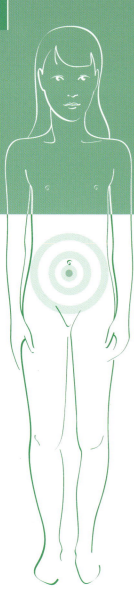

Dieses Kapitel umfasst zwei große Organbereiche: den Verdauungstrakt mit seinen verschiedenen Beschwerden an Magen und Darm sowie die Harnwege und die Geschlechtsorgane. Bei akut auftretenden Schmerzen holen Sie bitte unbedingt medizinischen Rat, da sich bei Kleinkindern Atemwegsinfekte auch mit Bauchweh äußern können.

Magen und Darm

In diesem Bereich können im Kindesalter sehr unterschiedliche Beschwerden auftreten, wobei eine ärztliche Diagnostik unabdingbar ist. Die Ursache der **Appetitlosigkeit** oder **Gedeihstörung** berücksichtigen Sie bitte bei der Auswahl des Mittels. Gleichzeitig zeigen Ihnen die Tabellen die homöopathische Behandlungsmöglichkeit auf, damit Ihr Kind nach einem durchgemachten Infekt wieder schneller auf die Beine kommt.

Auch die leidigen **Drei-Monats-Koliken**, deren Ursache bis heute nicht bekannt ist, wie überhaupt **Bauchkrämpfe** und **Blähungen** können Sie mit dem passenden Mittel nachhaltig bessern. Vorbeugend denken Sie bitte beim Stillen daran, Ihr Baby immer wieder aufstoßen zu lassen, und versuchen Sie hektisches Saugen und Trinken zu vermeiden. Leidet Ihr Kind an **Reisekrankheit**, dann suchen Sie vor Reiseantritt in der Tabelle das Mittel, das erfahrungsgemäß am ehesten zu Ihrem Kind passt. Geben Sie dieses Mittel dann bereits drei Tage vor der Abreise und – wie angegeben – während der Reise. Sie werden sehen, dass sich die Neigung zu Reiseübelkeit deutlich abbaut; übrigens bewirkt das Mittel auch keine Müdigkeit.

Ist Ihr Kind an **Übelkeit**, **Erbrechen** und **Magenverstimmung** oder an Durchfall und einem **Magen-Darm-Infekt** erkrankt, wird Ihr Arzt Sie sicher darauf hinweisen, dass ausreichende Flüssigkeitszufuhr – und zwar schlückchenweise – die wichtigste Allgemeinmaßnahme ist. Und Sie werden erleben, wie Sie Ihrem Kind mit Homöopathie rasch helfen können.

Bei anhaltenden Verdauungsstörungen könnte auch eine **Nahrungsmittelunverträglichkeit**, meist auf Milch, Eiweiß oder Gluten (Zöliakie), die Ursache sein. Lassen Sie dies am besten von einem Arzt abklären. Erhärtet sich der Verdacht, muss Ihr Kind die verursachenden Stoffe unbedingt meiden. Mit dem passenden homöopathischen Mittel haben Sie langfristig eine hohe Erfolgschance, dieses Problem bei Ihrem Kind zu beheben; bitte lesen Sie dazu auf Seite 12 nochmals über die Anwendungsdauer nach.

Verstopfung und **Analfissuren** (**Aftereinrisse**), die oft ein Stuhlverhalten bedingen, lassen sich mit dem richtigen Mittel gut beeinflussen. Übrigens – trinkt Ihr Kind genügend?

Im Kindesalter kommt es oft zu einem **Wurmbefall**. Zumeist ist eine schulmedizinische Wurmkur nicht zu vermeiden. Mit der Homöopathie können Sie einen erneuten Befall verhindern.

Harnwege und Geschlechtsorgane

Bei allen Erkrankungen der Harn- und Geschlechtsorgane stellen Sie Ihr Kind unbedingt einem Arzt vor. Danach können Sie die Homöopathie einsetzen: bei **akuten Blasen- und Harnwegsentzündungen**, vor allem auch bei **wiederkehrenden Blasen- und Harnwegsentzündungen**, oft durch **Harnreflux** („Zurückfließen" des Urins in die Nieren) verursacht, wie auch bei der **Reizblase**. Bei diesen Erkrankungen hat die Homöopathie eine hohe Erfolgsquote. Im Kindesalter häufig auftretende Erkrankungen der Geschlechtsorgane sind **Pendelhoden** sowie **Vorhautverklebung**, eine nicht operationsbedürftige Phimose (Vorhautverengung) sowie **Scheidenentzündung**.

In diesem Kapitel

Magen und Darm

Appetitlosigkeit, Gedeihstörungen	74
Drei-Monats-Koliken, Bauchkrämpfe, Blähungen	75
Reisekrankheit	76
Übelkeit, Erbrechen, Magenverstimmung	77
Durchfall, Magen-Darm-Infekt	78
Nahrungsmittelunverträglichkeit (Milch, Eiweiß, Gluten)	79
Verstopfung, Analfissuren (Aftereinrisse)	80
Wurmbefall	81

Harnwege und Geschlechtsorgane

Akute Blasen- und Harnwegsentzündung	82
Wiederkehrende Blasen- und Harnwegsentzündung, Harnreflux	83
Reizblase	84
Pendelhoden, Vorhautverklebung, Scheidenentzündung	85

Appetitlosigkeit, Gedeihstörungen

wo oder warum	was	wie	wie noch	außerdem	MITTEL
Gedeihstörung, lang anhaltende Konfliktsituation	zartes, untergewichtiges Kind, blasse Hautfarbe, wirkt durchscheinend	↓ morgens, durch Anstrengung ↑ im Liegen, an frischer Luft	nimmt nicht zu trotz gutem Appetit, isst gern Gesalzenes	Lippenherpes, rissige Lippen, neigt zu trockenen Hautausschlägen und zu Verstopfung	**Natrium chloratum D 12** 2-mal tägl. 5 Glob. Seite 136
Gedeihstörung, emotionale Ereignisse (Schrecksituation)	verträgt keine Milch, oft saures Erbrechen, Kind riecht säuerlich	↓ nach dem Schlaf ↑ im Freien	säuerlich riechende Durchfälle, Blähungskoliken, zieht die Beine an	ängstliches, abweisendes Verhalten, Kind schreit beim geringsten Anlass	**Magnesium carbonicum D 12** 2-mal tägl. 5 Glob. Seite 134
Gedeihstörung, schnelles Wachstum	kaum Appetit, bevorzugt Geräuchertes und Würziges	↓ durch Kälte, Nässe, Wetterwechsel, Anstrengung ↑ an frischer Luft	ist lebhaft, sensibel, schreckhaft, hat Konzentrationsstörungen, Schulkopfschmerzen	Schnupfen und Husten mit Lymphknotenschwellung, Wachstumsschmerzen	**Calcium phosphoricum D 12** 2-mal tägl. 5 Glob. Seite 123
nach schweren Erkrankungen, nach anhaltendem Brechdurchfall	körperliche Schwäche und Müdigkeit, Abmagerung trotz Appetit	↓ durch Kälte, Nässe ↑ durch Wärme, Essen	tief liegende Augen, Bauchkrämpfe, wechselweise Durchfall und Verstopfung, Blähungen	oft Infekte mit Lymphknotenschwellungen, erholt sich nur langsam von einer Erkrankung	**Abrotanum D 3** 3-mal tägl. 5 Glob. Seite 116
nach schwerer Erkrankung, nach körperlicher Verausgabung	großes Durstgefühl bei mangelndem Appetit, lustlos, hat keinen Schwung	↓ abends	phasenweise (Heiß-)Hunger am Vormittag auf Süßes, Blähungen	auch bei Essstörungen mit zu viel oder zu wenig Appetit	**Medicago sativa D 3** 3-mal tägl. 5 Glob. Seite 135

Bauchraum

Drei-Monats-Koliken, Bauchkrämpfe, Blähungen

wo oder warum	was	wie	wie noch	außerdem	MITTEL
emotionale Ereignisse (Aufregung), Verdauungsstörungen	krampfartige Bauchschmerzen, das Kind zieht die Beine an	↓ nachmittags, nachts, durch Essen, Trinken ↑ durch Wärme, Zusammenkrümmen	Blähungskolik mit Durchfall, Kind legt sich auf den Bauch	wird sogar wegen einer Kleinigkeit sehr zornig, reagiert mit Wutanfall	**Colocynthis D 6** 3-mal tägl. 3 Glob. Seite 126
Ernährungsfehler, Krampfzustände der Muskulatur	Bauchschmerzen besonders um den Nabel, streckt sich nach hinten	↓ im Liegen ↑ durch Überstrecken, Bewegung	übel riechende Blähungen, oft Durchfall	schließt die Finger zu Fäusten	**Dioscorea villosa D 6** 3-mal tägl. 3 Glob. Seite 127
emotionale Ereignisse (Schreck), Krampfzustände der Muskulatur	Bauchweh, auch mit Erbrechen und grünlichen Durchfällen	↓ nachts, durch Aufregung	das Kind ist erschöpft, verschluckt sich, Flüssigkeit läuft aus der Nase	bei Pylorospasmus (Krampfzustand des Magenpförtners), bei Schluckauf	**Cuprum metallicum D 12** 2-mal tägl. 3 Glob. Seite 126
mangelnde Verdauung, Bauchkrämpfe	Aufstoßen, übel riechende, heftige Blähungen, Bauchkrämpfe, Schluckauf	↓ abends, nachts, feuchtwarme Luft ↑ an frischer Luft, durch Kühle	fette Speisen und Milch verstärken die Beschwerden, Verlangen nach frischer Luft	das Kind hat einen stark geblähten Bauch	**Carbo vegetabilis D 12** 2-mal tägl. 3 Glob. Seite 124
mangelnde Verdauung, Bauchkrämpfe	trotz großem Hunger nach wenig Trinken gesättigt, starke Blähungen mit Gurgeln	↓ spätnachmittags, durch Wärme, Schwüle ↑ an frischer Luft, durch Kühle	oft verstopft mit vorgewölbtem Bauch und schlankem Oberkörper	kann sehr unleidig sein, der Säugling „mauzt" ständig, fremdelt	**Lycopodium clavatum D 12** 2-mal tägl. 3 Glob. Seite 134

Bauchraum

Reisekrankheit

wo oder warum	was	wie	wie noch	außerdem	MITTEL
emotionale Ereignisse, Überforderung	akute Kreislaufschwäche, blass, kalter Schweißausbruch, Ohnmachtsneigung	↓ durch Anstrengung, Aufregung ↑ durch Trinken von Kaltem	Kältegefühl am ganzen Körper, Erbrechen, wässrige Durchfälle, Bauchkrämpfe	die „homöopathischen Notfalltropfen" bei akuten Kreislaufproblemen	**Veratrum album D 6** alle 2–3 Minuten 3 Glob. (insgesamt 3-mal), Seite 145
emotionale Ereignisse, körperliche und geistige Überanstrengung	extreme Übelkeit („sterbensübel"), will nur noch an der frischen Luft bleiben	↓ durch geringste Bewegung ↑ an frischer Luft	Schwindel mit Kreislaufschwäche, blass und eiskalt, will nicht zugedeckt werden	ängstliche Unruhe, hält die Augen geschlossen	**Tabacum* D 6** stündl. 3 Glob. (insgesamt 3- bis 4-mal) Seite 144
Reisekrankheit, körperliche und geistige Überanstrengung, Schlafmangel, Jetlag	Schwindelgefühl bei der geringsten Bewegung, Ohrensausen	↓ durch Bewegung, nach dem Schlaf ↑ durch kurze Ruhephasen	reagiert überempfindlich auf Geräusche, gestörter Schlaf-Wach-Rhythmus	neigt zu nervöser Erschöpfung und Reizbarkeit, klagt über Kopfschmerzen	**Cocculus* D 6** stündl. 3 Glob. (insgesamt 3- bis 4-mal) Seite 126
Landeanflug, Schaukeln und im Fahrstuhl nach unten fahren	wenn es bei Abwärtsbewegungen „in den Bauch fährt": Übelkeit und Brechreiz	↓ durch Kaltes	will nicht allein (ein-)schlafen, ist allgemein ängstlich, lärmempfindlich	bewährt bei Soor, Candida-Infektion, Entzündungen der Mundschleimhaut	**Borax* D 6** stündl. 3 Glob. (insgesamt 3- bis 4-mal) Seite 121
Reisekrankheit (Auf- und Abwärtsbewegungen)	Schwindel, Übelkeit und Erbrechen beim Fahren, Fliegen, durch Fahrzeugabgase	↓ durch Aufregung, Ärger, Schreck	hat oft nachts Heißhunger, Hungergefühl nach Durchfall	bewährt bei blutig-schrundigen oder nässenden Hautausschlägen	**Petroleum* D 12** stündl. 3 Glob. (insgesamt 2- bis 3-mal) Seite 138

Bauchraum

* Hinweis: 2 bis 3 Tage vor Reiseantritt 3-mal tägl. 3 Glob.

Übelkeit, Erbrechen, Magenverstimmung

→ Durchfall, Magen-Darm-Infekt S. 78

wo oder warum	was	wie	wie noch	außerdem	MITTEL
Ernährungsfehler (Durcheinanderessen, fette, saure Speisen)	überladener Magen, häufiges Erbrechen ohne Besserung, dick weiß belegte Zunge	↓ durch saure Speisen, Temperaturextreme ↑ durch Ruhe	bläschenartiger Hautausschlag, dicke Schwielen und Hornhaut mit schmerzhaften Rissen	neigt zu Übergewicht und Stoffwechselstörung, meist mürrisch, launische Stimmung	Antimonium crudum (Stibium sulfuratum nigrum)* D 12 2-mal tägl. 3 Glob., Seite 118
Ernährungsfehler (fette Speisen, Eis, Durcheinanderessen)	pappiger Mundgeschmack, Aufstoßen, Erbrechen längere Zeit nach dem Essen	↓ nachts, in warmer Zimmerluft, durch fettes Essen ↑ an frischer Luft	möchte nicht allein sein, braucht viel Zuwendung, friert beständig, will es warm haben	große Infektanfälligkeit, gehäuft Atemwegs- und Harnwegsinfekte	Pulsatilla pratensis* D 6 3-mal tägl. 5 Glob. Seite 139
Milchunverträglichkeit, Zahnung, Sommerhitze	Erbrechen, ist schweißig und erschöpft, will danach wieder essen	↓ durch Wärme, im Sommer ↑ an frischer Luft	nach dem Trinken wird Milch in Klumpen erbrochen, oft mit grünlichem Durchfall	bewährt bei Pylorospasmus (Verkrampfung des Magenpförtners)	Aethusa cynapium* D 6 3-mal tägl. 3 Glob. Seite 117
Gedeihstörung, emotionale Ereignisse (Schrecksituation)	verträgt keine Milch, oft saures Erbrechen, Kind riecht säuerlich	↓ nach dem Schlaf ↑ im Freien	säuerlich riechende Durchfälle, Blähungskoliken, zieht die Beine an	ängstliches, abweisendes Verhalten, Kind schreit beim geringsten Anlass	Magnesium carbonicum* D 12 2-mal tägl. 5 Glob. Seite 134
akute emotionale Ereignisse, Kummer, Heimweh	Würgen, Brechreiz, Kloßgefühl, Hals ist wie zugeschnürt, Bauchweh	↓ durch Berührung, Genussmittel, Emotionen ↑ durch Essen	seufzt ständig, ist zu Tränen gerührt, widersprüchliches Verhalten	bei Kummersituationen oder wenn das Kind „seinen Kopf nicht durchsetzen kann"	Ignatia* D 12 2-mal tägl. 5 Glob. Seite 131

* Akutdosierung: am 1. und 2. Tag 4- bis 5-mal

Bauchraum

Durchfall, Magen-Darm-Infekt

→ Übelkeit, Erbrechen, Magenverstimmung S. 77

wo oder warum	was	wie	wie noch	außerdem	MITTEL
Zahnen, Infekt (Sommerdurchfall)	säuerlich riechender, schäumender Durchfall	↓ nachts, durch Hitze ↑ durch örtliche Wärmeanwendung	Bauchkrämpfe, zieht die Beinchen an den Körper	bewährt bei Säuglingen und Kleinkindern	Rheum* D 6 3-mal tägl. 3 Glob. Seite 139
emotionale Ereignisse (Ärger, Aufregung), Zahnen	Darmkrämpfe mit gelblich grünem Durchfall wie Gehacktes, wunder Po	↓ durch Aufregung, Wärme, nachts ↑ durch lokale Wärme	aufgetriebener Leib, stinkende Blähungen, Zahnungsdurchfälle	ärgerliche, gereizte Stimmung, Ungeduld, ist sehr schmerzempfindlich	Chamomilla recutita* D 6 3-mal tägl. 3 Glob. Seite 124
emotionale Ereignisse (Aufregung), Verdauungsstörungen	Blähungskolik mit wässrigem Durchfall, Würgen und Brechreiz	↓ nachmittags, nachts, durch Essen, Trinken ↑ durch Wärme, Zusammenkrümmen	das Kind zieht die Beine an oder will auf dem Bauch liegen	wird sogar wegen einer Kleinigkeit sehr zornig, reagiert mit Wutanfall	Colocynthis* D 6 3-mal tägl. 3 Glob. Seite 126
Infekte, verdorbene Speisen	Erbrechen, wässrige Durchfälle, Bauchkrämpfe, blass, kaltschweißig	↓ durch Anstrengung, Aufregung ↑ durch Trinken von Kaltem, Liegen	fühlt sich kalt an, wirkt sehr erschöpft, will aber trinken	bewährt bei Erbrechen und Durchfällen im Wechsel mit Okoubaka (s. u.)	Veratrum album* D 6 3-mal tägl. 5 Glob. Seite 145
Nahrungsmittelunverträglichkeit, verdorbene Speisen, durch Antibiotikatherapie	Wechsel von Durchfall und Verstopfung, Blähungen, Aufstoßen mit Übelkeit	↑ durch Nahrungsverzicht	anhaltende Appetitlosigkeit, Müdigkeit, allgemeine Leistungsschwäche	bewährt zur Sanierung der Darmflora nach Darminfekt und Antibiotikabehandlung	Okoubaka* D 3 3-mal tägl. 5 Glob. Seite 137

*Akutdosierung: 1. Tag stündliche Einnahme, 2. Tag alle 2 Stunden, ab 3. Tag 3-mal täglich

Bauchraum

Nahrungsmittelunverträglichkeit (Milch, Eiweiß, Gluten)

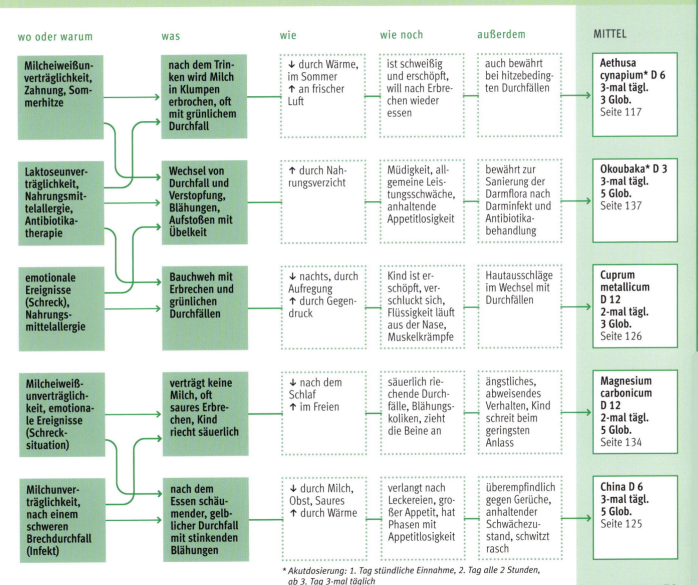

wo oder warum	was	wie	wie noch	außerdem	MITTEL
Milcheiweißunverträglichkeit, Zahnung, Sommerhitze	nach dem Trinken wird Milch in Klumpen erbrochen, oft mit grünlichem Durchfall	↓ durch Wärme, im Sommer ↑ an frischer Luft	ist schweißig und erschöpft, will nach Erbrechen wieder essen	auch bewährt bei hitzebedingten Durchfällen	Aethusa cynapium* D 6 3-mal tägl. 3 Glob. Seite 117
Laktoseunverträglichkeit, Nahrungsmittelallergie, Antibiotikatherapie	Wechsel von Durchfall und Verstopfung, Blähungen, Aufstoßen mit Übelkeit	↑ durch Nahrungsverzicht	Müdigkeit, allgemeine Leistungsschwäche, anhaltende Appetitlosigkeit	bewährt zur Sanierung der Darmflora nach Darminfekt und Antibiotikabehandlung	Okoubaka* D 3 3-mal tägl. 5 Glob. Seite 137
emotionale Ereignisse (Schreck), Nahrungsmittelallergie	Bauchweh mit Erbrechen und grünlichen Durchfällen	↓ nachts, durch Aufregung ↑ durch Gegendruck	Kind ist erschöpft, verschluckt sich, Flüssigkeit läuft aus der Nase, Muskelkrämpfe	Hautausschläge im Wechsel mit Durchfällen	Cuprum metallicum D 12 2-mal tägl. 3 Glob. Seite 126
Milcheiweißunverträglichkeit, emotionale Ereignisse (Schrecksituation)	verträgt keine Milch, oft saures Erbrechen, Kind riecht säuerlich	↓ nach dem Schlaf ↑ im Freien	säuerlich riechende Durchfälle, Blähungskoliken, zieht die Beine an	ängstliches, abweisendes Verhalten, Kind schreit beim geringsten Anlass	Magnesium carbonicum D 12 2-mal tägl. 5 Glob. Seite 134
Milchunverträglichkeit, nach einem schweren Brechdurchfall (Infekt)	nach dem Essen schäumender, gelblicher Durchfall mit stinkenden Blähungen	↓ durch Milch, Obst, Saures ↑ durch Wärme	verlangt nach Leckereien, großer Appetit, hat Phasen mit Appetitlosigkeit	überempfindlich gegen Gerüche, anhaltender Schwächezustand, schwitzt rasch	China D 6 3-mal tägl. 5 Glob. Seite 125

* Akutdosierung: 1. Tag stündliche Einnahme, 2. Tag alle 2 Stunden, ab 3. Tag 3-mal täglich

Bauchraum

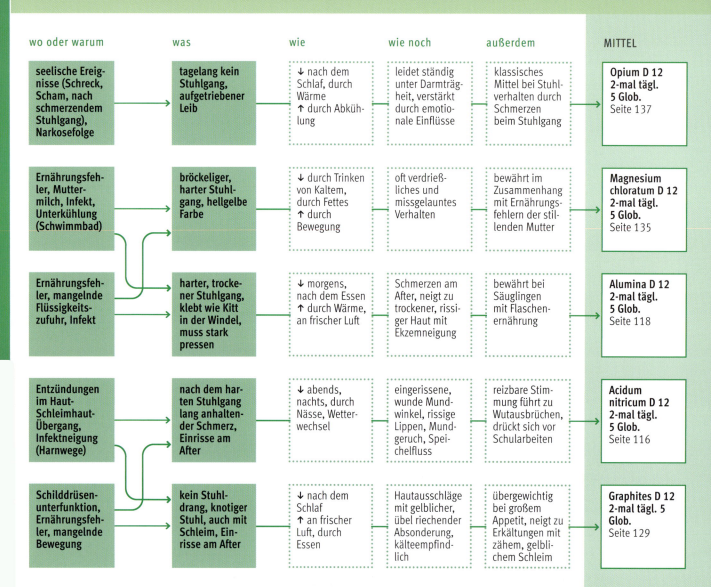

Wurmbefall*

wo oder warum	was	wie	wie noch	außerdem	MITTEL
anfällig für Nasen-Rachen-Infekte	Juckreiz an der Nase und am After	↓ im Herbst und Winter	gehäuft Schnupfen mit Schleim im Rachen, räuspert sich ständig, raue Stimme, Polypen	nervöses, unruhiges Kind, leidet an Schlafstörungen	Marum verum D 6 3-mal tägl. 5 Glob. Seite 135
Appetitlosigkeit, Infektanfälligkeit	tief liegende Augen, Bauchkrämpfe, wechselweise Durchfall und Verstopfung	↓ durch Kälte, Nässe ↑ durch Wärme, Essen	körperliche Schwäche und Müdigkeit, hat wenig Appetit, Blähungen	neigt zu fieberhaften Infekten mit Lymphknotenschwellungen, erholt sich nur langsam	Abrotanum D 3 3-mal tägl. 5 Glob. Seite 116
Unruhezustände, Infekt	bläuliche Augenringe, jammert wegen Bauchweh um den Nabel	↓ durch Wetterwechsel, Sturm	Augenfehlstellung mit Schielen, klagt über (linksseitiges) Kopfweh	ist rasch aufgeregt, hat ängstliches Naturell	Spigelia anthelmia D 6 3-mal tägl. 5 Glob. Seite 142
Verhaltensauffälligkeit, Unruhezustände	bräunliche Augenringe, wechselt die Gesichtsfarbe, blasses Mund-Dreieck	↓ durch Berührung, nachts, im Sommer	nächtliches Zähneknirschen, bohrt in der Nase wegen Juckreiz, Augenfehlstellung	das Kind wendet sich ab, will nicht berührt und angeschaut werden, klagt über Bauchweh	Cina D 6 3-mal tägl. 5 Glob. Seite 125
während einer Wurmkur, Magen-Darm-Infekte	anhaltende Appetitlosigkeit, Müdigkeit, allgemeine Leistungsschwäche	↓ durch chemische Arzneimittel ↑ durch Nahrungsverzicht	unregelmäßiger Stuhlgang, oft Durchfall mit Blähungen	bewährt nach Wurmkur, nach Antibiotikatherapie, saniert die Darmflora	Okoubaka D 3 3-mal tägl. 5 Glob. Seite 137

* parallel zur chemischen Wurmkur: bei Band- oder Spulwürmern Cuprum oxydatum nigrum D 4, 3-mal tägl. 1 Tabl.; bei Fadenwürmern Ratanhia D 6, 3-mal tägl. 5 Glob.

Bauchraum

Akute Blasen- und Harnwegsentzündung

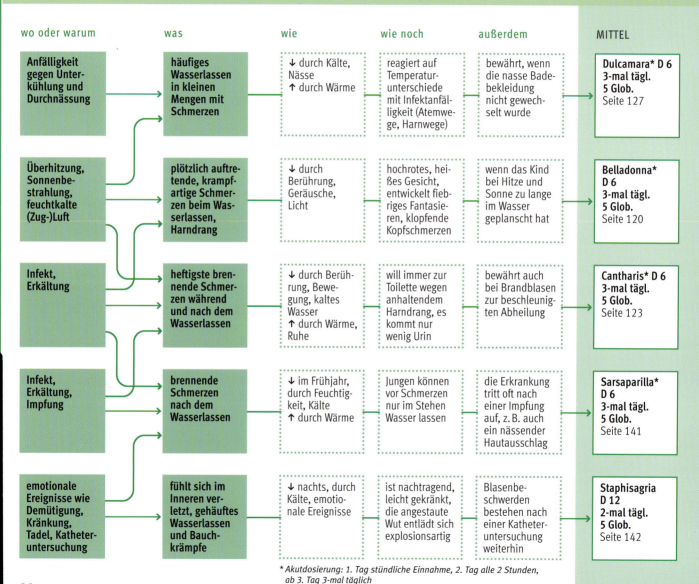

wo oder warum	was	wie	wie noch	außerdem	MITTEL
Anfälligkeit gegen Unterkühlung und Durchnässung	häufiges Wasserlassen in kleinen Mengen mit Schmerzen	↓ durch Kälte, Nässe ↑ durch Wärme	reagiert auf Temperaturunterschiede mit Infektanfälligkeit (Atemwege, Harnwege)	bewährt, wenn die nasse Badebekleidung nicht gewechselt wurde	**Dulcamara* D 6** 3-mal tägl. 5 Glob. Seite 127
Überhitzung, Sonnenbestrahlung, feuchtkalte (Zug-)Luft	plötzlich auftretende, krampfartige Schmerzen beim Wasserlassen, Harndrang	↓ durch Berührung, Geräusche, Licht	hochrotes, heißes Gesicht, entwickelt fiebriges Fantasieren, klopfende Kopfschmerzen	wenn das Kind bei Hitze und Sonne zu lange im Wasser geplanscht hat	**Belladonna*** **D 6** 3-mal tägl. 5 Glob. Seite 120
Infekt, Erkältung	heftigste brennende Schmerzen während und nach dem Wasserlassen	↓ durch Berührung, Bewegung, kaltes Wasser ↑ durch Wärme, Ruhe	will immer zur Toilette wegen anhaltendem Harndrang, es kommt nur wenig Urin	bewährt auch bei Brandblasen zur beschleunigten Abheilung	**Cantharis* D 6** 3-mal tägl. 5 Glob. Seite 123
Infekt, Erkältung, Impfung	brennende Schmerzen nach dem Wasserlassen	↓ im Frühjahr, durch Feuchtigkeit, Kälte ↑ durch Wärme	Jungen können vor Schmerzen nur im Stehen Wasser lassen	die Erkrankung tritt oft nach einer Impfung auf, z. B. auch ein nässender Hautausschlag	**Sarsaparilla*** **D 6** 3-mal tägl. 5 Glob. Seite 141
emotionale Ereignisse wie Demütigung, Kränkung, Tadel, Katheteruntersuchung	fühlt sich im Inneren verletzt, gehäuftes Wasserlassen und Bauchkrämpfe	↓ nachts, durch Kälte, emotionale Ereignisse	ist nachtragend, leicht gekränkt, die angestaute Wut entlädt sich explosionsartig	Blasenbeschwerden bestehen nach einer Katheteruntersuchung weiterhin	**Staphisagria** **D 12** 2-mal tägl. 5 Glob. Seite 142

*Akutdosierung: 1. Tag stündliche Einnahme, 2. Tag alle 2 Stunden, ab 3. Tag 3-mal täglich

Bauchraum

Wiederkehrende Blasen- und Harnwegsentzündung, Harnreflux

wo oder warum	was	wie	wie noch	außerdem	MITTEL
abklingender Harnwegsinfekt, Nachbehandlung	dunkel gefärbter Urin, kaum Harndrang	↓ durch häufige Mahlzeiten	immer wieder Blaseninfekte, Anregung der Nieren- und Blasenfunktion	zur verstärkten Ausscheidung von mit Antibiotika behandelten Harnwegsinfekten	Solidago virgaurea D 3, 3-mal tägl. 5 Glob. Seite 142
Infekte, Abwehrschwäche der Schleimhäute (Atemwege, Harnwege)	rennt ständig zur Toilette, Gefühl, als ob immer Urin zurückbleibt	↓ durch Gewitter, Sturm, Nässe, Nebel	fettig-schweißige, unreine Haut mit bräunlichen Warzen, kalte Hände und Füße	das Kind verträgt Impfungen schlecht und reagiert mit Fieber	Thuja occidentalis D 12, 2-mal tägl. 5 Glob. Seite 144
Harnwegsinfekte mit Nierenbeteiligung	Schmerzen, Wundheitsgefühl beim/nach dem Wasserlassen, Schmerzen im Rücken	↑ durch Warmhalten des Nieren-Blasen-Bereichs	häufige Harnwegsentzündungen durch in die Nieren zurückfließenden Urin (Reflux)	bewährt zur Ausheilung bei Blasen- und Nierenbeckenentzündung	Fabiana imbricata D 6, 3-mal tägl. 5 Glob. Seite 128
allgemeine Erschöpfung, Infekt, nach Erkrankungen mit Nierenbeteiligung	weint wegen „wie Feuer" brennender Schmerzen	↓ abends, nachts, durch emotionale Ereignisse ↑ durch kurze Ruhepausen	leidet unter Vorahnungen und lebhaften Fantasien, Unruhe, inneres Zittern	wirkt sehr erschöpft, bei Nierenerkrankungen als unterstützendes Mittel (ARZT!)	Phosphorus D 12, 2-mal tägl. 5 Glob. Seite 138
Abwehrschwäche, Infekt mit Nierenbeteiligung	stechende Schmerzen im Genitalbereich, übel riechender, dunkler Urin	↓ abends, nachts, durch Nässe	sauer riechende Schweiße, Risse an Lippen und After, weiche Warzen, Erkältungsneigung	reizbare Stimmung, neigt zu Wutausbrüchen, drückt sich vor Schularbeiten	Acidum nitricum D 12, 2-mal tägl. 5 Glob. Seite 116

Bauchraum

Reizblase

→ Bettnässen S. 39

Bauchraum

wo oder warum	was	wie	wie noch	außerdem	MITTEL
Überanstrengung, rasches Wachstum, Infektanfälligkeit, Blasenschwäche	muss häufig kleine Mengen Wasser lassen, kann den Harn nicht lange halten	↓ nachts, durch Wärme ↑ durch Ruhe	leicht gerötete Wangen im Wechsel mit Blässe, Haut wie „durchsichtig"	neigt zu Eisenmangel, friert ständig, wenig Appetit, ist rasch erschöpft	**Ferrum metallicum D 12** 2-mal tägl. 5 Glob. Seite 128
Blasenreizung, Blasenschwäche	Gefühl der vollen Blase, Wasserlassen erleichtert nicht	↓ durch Kälte, langes Sitzen	unwillkürlicher Abgang von Harn und Stuhl	oft auch nächtliches Einnässen	**Equisetum arvense D 6** 3-mal tägl. 5 Glob. Seite 128
emotionale Ereignisse wie Demütigung, Kränkung, Tadel, Katheteruntersuchung	fühlt sich im Inneren verletzt, gehäuftes Wasserlassen und Bauchkrämpfe	↓ nachts, durch Kälte, emotionale Ereignisse	ist nachtragend, leicht gekränkt, die angestaute Wut entlädt sich explosionsartig	Blasenbeschwerden nach einer Katheteruntersuchung	**Staphisagria D 12** 2-mal tägl. 5 Glob. Seite 142
emotionale Ereignisse, bevorstehende Ereignisse	kommt wegen Harndrang und Durchfall nicht von der Toilette	↓ nachts, morgens, durch Wärme, in engen Räumen ↑ im Freien, durch kühle Luft	muss unbedingt etwas (Süßes) essen, verursacht viele hörbare Blähungen	der Zappelphilipp, leidet unter Vorahnungen, hektisches Verhalten, Schulangst	**Argentum nitricum D 12** 2-mal tägl. 5 Glob. Seite 119
Infekte, Schleimhautschwäche (Atemwege, Harnwege)	Urinabgang beim Husten, Niesen, Lachen, vermehrter Harndrang bei kalten Füßen	↓ nachts, durch warme Zimmerluft, nasskaltes Wetter ↑ an frischer Luft	möchte nicht allein sein, braucht viel Zuwendung und Trost, „Heulsuse"	weinerliche, häufig wechselnde Stimmungslage, widersprüchliches Verhalten	**Pulsatilla pratensis D 12** 2-mal tägl. 5 Glob. Seite 139

Pendelhoden, Vorhautverklebung, Scheidenentzündung

wo oder warum	was	wie	wie noch	außerdem	MITTEL
Pendelhoden, Hodenschwellung	meist verbleibt der rechtsseitige Hoden nicht dauernd im Hodensack	↓ durch Wärme, Berührung ↑ durch kalte Auflagen, an frischer Luft	Hodensack ist geschwollen, mit Flüssigkeit gefüllt (sog. „Wasserbruch", Hydrocele)	Ruhelosigkeit, Bewegungsdrang, hat keinen Durst, Hitzegefühl der Haut	**Apis mellifica D 6** 3-mal tägl. 3 Glob. Seite 119
Pendelhoden, Hodenschwellung	meist verbleibt der linksseitige Hoden nicht dauernd im Hodensack	↓ nachts, durch Wetterumschwung ↑ durch Wärme	das Kind reagiert auf Gewitter mit Unruhe und Ängstlichkeit	auch bewährt bei „Wasserbruch" (Hydrocele) des Säuglings als erstes Mittel	**Rhododendron D 6** 3-mal tägl. 3 Glob. Seite 139
Genitalpilz (Soor), Vorhautverklebung, „Wasserbruch" (Hydrocele)	entzündlich verklebte Vorhaut, Scheide entzündet durch Pilzinfektion	↓ durch Kälte, kaltes Wetter ↑ durch Wärme, warme Anwendungen	oft Frühgeborene und „Mangelgeburts"-Kinder, rasch erschöpft	bei lang anhaltender Hodenschwellung („Wasserbruch"), auch bei Nabelbruch	**Silicea D 12** 2-mal tägl. 3 Glob. Seite 141
anhaltende Entzündung, nach lang dauernder Salbenanwendung	Vorhaut verklebt, lässt sich nicht zurückschieben, leichte Vorhautverengung	↓ morgens, durch (Bett-)Wärme ↑ durch Kälte	trockene, stark schuppende, gerötete Haut, starker Juckreiz, übel riechender Schweiß	lang anhaltende Entzündung, die durch äußerliche Behandlung (Salbe) nicht abheilt	**Sulfur* D 12** 1-mal tägl. 3 Glob. Seite 143
Risse an Haut-Schleimhaut-Übergängen (Genitalbereich, After), Entzündung	verklebte Vorhaut, verengte Vorhaut leicht eingerissen, schmerzhaft entzündet	↓ abends, nachts, durch Nässe	Penisspitze rötlich entzündet, Scheide sondert flüssiges Sekret ab	sauer riechende Schweiße, Erkältungsneigung	**Acidum nitricum D 12** 2-mal tägl. 3 Glob. Seite 116

* Hinweis: Erstverschlimmerung möglich

Bauchraum

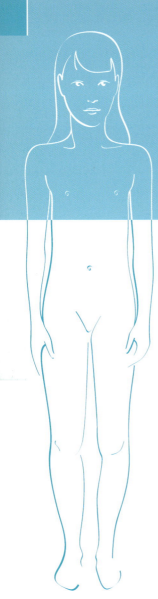

Bewegungsapparat

Bei Säuglingen und Kindern gilt ein besonderes Augenmerk einer normalen, das heißt physiologischen Entwicklung des Bewegungsapparates: Das komplizierte Zusammenspiel von Sehnen, Muskeln, Bändern, Gelenken und der Wirbelsäule wird deshalb vom Kinderarzt von Geburt an durch die regelmäßigen Vorsorgeuntersuchungen sorgfältig überprüft.

Als Eltern beobachtet man sein Kind ständig. Zum Beispiel beim Krabbeln, Robben oder wie es sich beim Hochziehen bewegt. Schauen Sie auch im Seitenvergleich auf die Bewegungsabläufe von Armen und Beinen. Und je mehr Ihr Kind dann wächst, schauen Sie sich immer wieder die Wirbelsäule an. Wenn Sie dabei den Eindruck gewinnen, dass sich Ihr Kind „auffällig" bewegt, sollten Sie unbedingt Ihren Kinderarzt darauf ansprechen, auch wenn die Unterschiede nur minimal sind. Denn je eher eine krankhafte Veränderung am Bewegungsapparat festgestellt wird, desto schneller kann eine gezielte Therapie eingeleitet werden; diese können Sie mit der Homöopathie unterstützen.

Gelenke und Muskeln

Um anhaltenden Schmerzen oder einem operativen Eingriff im Erwachsenenalter vorzubeugen, sollten **Bein- und Fußfehlstellungen** sowie die **Hüftdysplasie** (siehe Seite 149) beim Neugeborenen und Kleinkind rechtzeitig behandelt werden. Hier erweitert die Homöopathie sinnvoll die konventionellen Behandlungsmaßnahmen.

Muskelkater oder **Muskelkrämpfe** nach intensiver körperlicher oder sportlicher Betätigung lindert das richtige Mittel rasch. Klagt Ihr Kind über anhaltende Schmerzen, ist medizinische Hilfe genauso notwendig wie bei **Schiefhals** und **Verrenkung**. Das homöopathische Mittel wird nicht nur die Schmerzen lindern, sondern unterstützt die krankengymnastische Kräftigung der Muskulatur. Hierbei lässt sich die Homöopathie sowohl kurzfristig für die Akutsituation als auch längerfristig zur Stabilisierung einsetzen.

Wirbelsäule und Knochen

Knochen und Wirbelsäule des Kindes sind weich und biegsam, weil dies für die Entwicklung notwendig ist. Kommt es aus unterschiedlichen Gründen nicht zur notwendigen Festigung des Skelettsystems, resultieren daraus **Entwicklungsstörungen**. Dazu gehört beim älteren Kind bereits in der frühen Pubertätsphase die **Scheuermannsche Erkrankung** (**Morbus Scheuermann**, Seite 149) als Zeichen einer Knochenaufbaustörung. Mithilfe der Homöopathie lassen sich solche krankhaften Entwicklungen vermeiden, wobei vor allem auch die Ernährung sowie das für die Vitamin-D-Produktion notwendige Sonnenlicht einen entscheidenden Einfluss haben. Beide Aspekte sind auch Bestandteil der **Rachitisvorbeugung**. Sie wiederum lässt sich mithilfe der Homöopathie optimieren. Ein Tipp: Leidet Ihr Kind oder ein Ihnen bekanntes Kind an der erblich bedingten so genannten Glasknochenkrankheit (Osteogenesis imperfecta), dann lässt sich die Homöopathie wirkungsvoll unterstützend einsetzen (siehe Seite 91).

Ein häufiges Thema in Wachstumsphasen, ganz besonders bei schnell wachsenden Kindern, sind die **Wachstumsschmerzen**. Sie können auch durch ungewohnt intensive körperliche Herausforderung ausgelöst bzw. verstärkt werden.

Wirbelsäulenbeschwerden, **Haltungsfehler** wie auch die krankhafte **Wirbelsäulenverbiegung**, die **Skoliose**, sind vermeidbar, wenn Sie als Eltern konsequent auf die richtige Haltung Ihres Kindes achten. Dazu zählt auch ein ausgewogener sportlicher Ausgleich in der Freizeit.

In diesem Kapitel

Gelenke und Muskeln

Bein- und Fußfehlstellungen, Hüftdysplasie	88
Muskelkater, Muskelkrämpfe	89
Schiefhals, Verrenkung	90

Wirbelsäule und Knochen

Entwicklungsstörungen, Rachitisvorbeugung	91
Wachstumsschmerzen	92
Wirbelsäulenbeschwerden, Haltungsfehler, Skoliose	93

Bein- und Fußfehlstellungen, Hüftdysplasie

wo oder warum	was	wie	wie noch	außerdem	MITTEL
„Einwärtslaufen", Nachschleppen der Beine, Rachitisneigung	rasches Wachstum, was das Kind anstrengt, braucht häufige Ruhephasen	↓ abends, nachts, durch emotionale Ereignisse ↑ durch kurze Ruhepausen	lebhafte Fantasien, will nicht allein sein, Geräusche erschrecken, oft blasses Gesicht	Ereignisse bringen das Kind aus dem seelischen und körperlichen Gleichgewicht	Phosphorus D 12 2-mal tägl. 3 Glob. Seite 138
„Einwärtslaufen", O-Beine	Einknicken der Fuß- und Handgelenke, Stehen fällt schwer, stolpert oft	↓ durch Kälte, kaltes Wetter ↑ durch Wärme, warme Anwendungen	ist furchtsam, traut sich nichts, oft Frühgeborene und „Mangelgeburts"-Kinder	häufig lange Zeit Daumenlutscher, kaut an den Nägeln und beißt die Nagelhaut ab	Silicea* D 12 2-mal tägl. 3 Glob. Seite 141
Fehlstellung, O-Beine	sensibel, zart, „zappelig", schreckhaft, oft überstreckte Haltung	↓ durch Kälte, Wetterwechsel ↑ durch warmes Wetter, an frischer Luft	Fontanellen (Seite 149) bleiben lange Zeit offen, Gedeihstörung, spätes Zahnen	schreit bei der Untersuchung unablässig, lässt sich nicht beruhigen, ist dann erschöpft	Calcium phosphoricum D 12 2-mal tägl. 3 Glob. Seite 123
Spitzfuß (siehe Seite 149), O- oder X-Beine	seelisch und körperlich angespannt, Muskelverhärtungen	↓ durch Kälte, morgens ↑ durch Wärme	erträgt keinen Widerspruch, gerät schnell in Wut, „schlechter Verlierer"	kam meist mit Kaiserschnitt (Narkose) zur Welt oder Mutter bekam Wehenmittel	Nux vomica D 12 2-mal tägl. 3 Glob. Seite 137
Fehlstellung, O- oder X-Beine, Hüftdysplasie	„Wonneproppen" mit reichlich Appetit, verträgt keine (Mutter-)Milch	↓ durch Anstrengung, Kälte, Nässe ↑ durch trockenes Wetter, Wärme	geschwollene Halslymphknoten, sauer riechende Schweiße an Kopf und Nacken	lang anhaltender Milchschorf, häufig chronischer Hautausschlag, verspätetes Zahnen	Calcium carbonicum D 12 2-mal tägl. 3 Glob. Seite 122

Bewegungsapparat

* Hinweis: zur Rachitisvorbeugung: C 30 1-mal pro Woche 3 Glob.

Muskelkater, Muskelkrämpfe

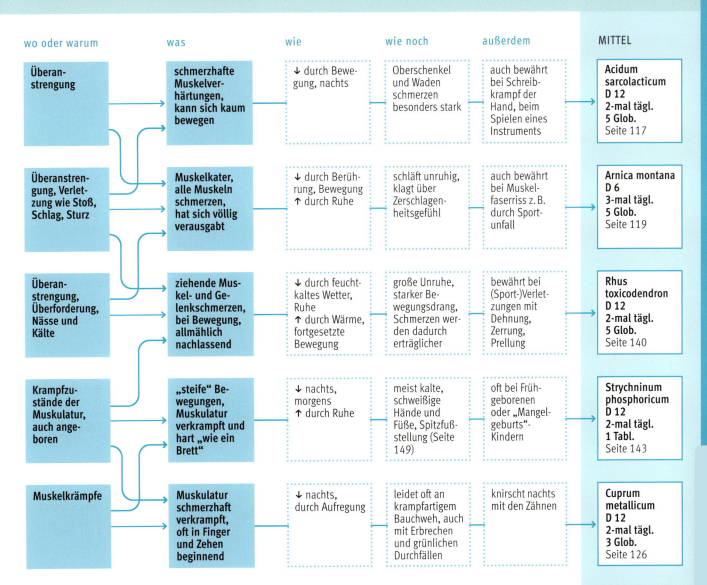

wo oder warum	was	wie	wie noch	außerdem	MITTEL
Überanstrengung	schmerzhafte Muskelverhärtungen, kann sich kaum bewegen	↓ durch Bewegung, nachts	Oberschenkel und Waden schmerzen besonders stark	auch bewährt bei Schreibkrampf der Hand, beim Spielen eines Instruments	**Acidum sarcolacticum** D 12 2-mal tägl. 5 Glob. Seite 117
Überanstrengung, Verletzung wie Stoß, Schlag, Sturz	Muskelkater, alle Muskeln schmerzen, hat sich völlig verausgabt	↓ durch Berührung, Bewegung ↑ durch Ruhe	schläft unruhig, klagt über Zerschlagenheitsgefühl	auch bewährt bei Muskelfaserriss z. B. durch Sportunfall	**Arnica montana** D 6 3-mal tägl. 5 Glob. Seite 119
Überanstrengung, Überforderung, Nässe und Kälte	ziehende Muskel- und Gelenkschmerzen, bei Bewegung, allmählich nachlassend	↓ durch feuchtkaltes Wetter, Ruhe ↑ durch Wärme, fortgesetzte Bewegung	große Unruhe, starker Bewegungsdrang, Schmerzen werden dadurch erträglicher	bewährt bei (Sport-)Verletzungen mit Dehnung, Zerrung, Prellung	**Rhus toxicodendron** D 12 2-mal tägl. 5 Glob. Seite 140
Krampfzustände der Muskulatur, auch angeboren	„steife" Bewegungen, Muskulatur verkrampft und hart „wie ein Brett"	↓ nachts, morgens ↑ durch Ruhe	meist kalte, schweißige Hände und Füße, Spitzfußstellung (Seite 149)	oft bei Frühgeborenen oder „Mangelgeburts"-Kindern	**Strychninum phosphoricum** D 12 2-mal tägl. 1 Tabl. Seite 143
Muskelkrämpfe	Muskulatur schmerzhaft verkrampft, oft in Finger und Zehen beginnend	↓ nachts, durch Aufregung	leidet oft an krampfartigem Bauchweh, auch mit Erbrechen und grünlichen Durchfällen	knirscht nachts mit den Zähnen	**Cuprum metallicum** D 12 2-mal tägl. 3 Glob. Seite 126

Bewegungsapparat

89

Schiefhals, Verrenkung

wo oder warum	was	wie	wie noch	außerdem	MITTEL
Fehlhaltung, Kälte	„steifer Hals", Kind weint vor Schmerzen	↓ durch Kälte, Bewegung ↑ durch Wärme, warme Auflagen	Muskelkrämpfe beim Schreiben und Musizieren (Streichinstrument)	auch bewährt bei (neuralgisch) bedingten Zahnschmerzen	Magnesium phosphoricum* D 6 3-mal tägl. 1 Tabl. Seite 135
Erkältung, Wetterwechsel, emotionales Ereignis (Ärger, Zornausbruch)	heftigste Schmerzen, vermeidet ängstlich jegliche Bewegung	↓ durch Bewegung, Berührung, Wetterumschwung ↑ durch Schwitzen	gereizte, ärgerliche Stimmung, wehrt ab, will in Ruhe gelassen werden	bewährt bei Rippenprellung, wenn jeder Atemzug schmerzt	Bryonia cretica* D 6 3-mal tägl. 5 Glob. Seite 121
Überanstrengung, Überforderung, Nässe und Kälte	ziehende Schmerzen, wie verrenkt, bei Bewegungsbeginn allmählich nachlassend	↓ durch feuchtkaltes Wetter, Ruhe ↑ durch Wärme, fortgesetzte Bewegung	Schmerzen strahlen bis zum Ohr, zu Gesicht und Schulter aus	Kind ist sehr unruhig, jammert vor sich hin, ist dennoch ständig in Bewegung	Rhus toxicodendron D 12 2-mal tägl. 5 Glob. Seite 140
Überanstrengung, Fehlhaltung	Nacken-Schulter-Schmerzen, auch entlang der Halswirbelsäule, Gefühl wie verrenkt	↓ durch Bewegung, Kälte	Kind klagt über empfindliche schmerzhafte Kopfhaut	Halsmuskeln verkrampfen sich durch Fehlstellung (reflektorischer Schiefhals)	Lachnanthes tinctoria* D 6 3-mal tägl. 5 Glob. Seite 133
Fehlhaltung (hochgezogene Schultern), Skoliose	Hals und Nacken meist rechtsseitig verdreht, will keinen engen Wickel am Hals	↓ spätnachmittags, durch Wärme, Schwüle ↑ an frischer Luft, durch Kühle	ist nach wenigen Happen gesättigt, bevorzugt Süßes, Blähungen nach dem Essen	ist bei Fremden zurückhaltend, sonst sehr bestimmend, tonangebend	Lycopodium clavatum D 12 2-mal tägl. 5 Glob. Seite 134

* Akutdosierung: 1. Tag stündliche Einnahme, 2. Tag alle 2 Stunden, ab 3. Tag 3-mal täglich

Bewegungsapparat

Entwicklungsstörungen, Rachitisvorbeugung

wo oder warum	was	wie	wie noch	außerdem	MITTEL
komplizierte Schwangerschaft (Gestose, Seite 149), Frühgeburt	sehr impulsiv, das Kind wird schnell zornig, wenn es sich nicht durchsetzen kann	↓ morgens, durch (Bett-)Wärme ↑ durch Kälte	O-Beine, gebeugte Haltung, geblähter Bauch, übel riechender Stuhl, Soor, Wundsein	oft trockene, stark schuppende, gerötete Haut, starker Juckreiz, Nagelbettentzündung	**Sulfur D 12** 1-mal tägl. 3 Glob. Seite 143
„Spätentwickler", Infektanfälligkeit	„pflegeleichtes" Kind, körperliche Entwicklung verspätet, spätes Zahnen	↓ durch Anstrengung, Kälte, Nässe ↑ durch trockenes Wetter, Wärme	O- oder X-Beine bei meist schlaffer Muskulatur, Hüftdysplasie	lang anhaltender Milchschorf, häufig chronischer Hautausschlag, oft übergewichtig	**Calcium carbonicum D 12** 2-mal tägl. 3 Glob. Seite 122
rasches Wachstum, Infektanfälligkeit, Erschöpfung	sensibel, zart, „zappelig", schreckhaft, verweigert die Brust, Gedeihstörung	↓ durch Kälte, Wetterwechsel ↑ durch warmes Wetter, an frischer Luft	verspätetes Zahnen, häufige Atemwegsinfekte, Fontanellen (Seite 149) bleiben lange offen	wehrt sich bei der Untersuchung, schreit unablässig, ist danach erschöpft	**Calcium phosphoricum D 12** 2-mal tägl. 3 Glob. Seite 123
„weiche" Knochen, mangelnde Zahnschmelzfestigkeit, verspätetes Zahnen	hektische Bewegungen, nimmt kaum zu, feingliedrig, überstreckbare Gelenke	↓ durch feuchtheißes Wetter, Kälte, Wetterwechsel ↑ durch Wärme, Essen	weicher Zahnschmelz, kariöse Zähne, dünnes Haar, Nagelwachstumsstörungen	Blutschwämmchen (Hämangiome), bewährt bei sog. Glasknochenkrankheit (Seite 149)	**Calcium fluoratum D 12** 2-mal tägl. 3 Glob. Seite 122
„weiche" Knochen, Karies, mangelnde Zahnschmelzfestigkeit	ist sehr empfindsam, nachtragend, reagiert auf Tadel rasch gekränkt	↓ nachts, durch Kälte, emotionale Ereignisse	Schwarzwerden der Zähne, Haltungsschwäche, beginnende Wirbelsäulenverkrümmung	reagiert auf emotionale Ereignisse mit Bauchkrämpfen, neigt zu Gerstenkörnern	**Staphisagria D 6** 3-mal tägl. 3 Glob. Seite 142

Bewegungsapparat

Wachstumsschmerzen

wo oder warum	was	wie	wie noch	außerdem	MITTEL
körperliche Überanstrengung, Verletzung wie Stoß, Schlag, Sturz	Beine schmerzen, will nicht berührt werden, reagiert überempfindlich	↓ durch Berührung, Bewegung ↑ durch Ruhe	schläft unruhig, Zerschlagenheitsgefühl, jammert, dass „alle Knochen weh tun"	Muskelkater, hat sich beim Sport völlig verausgabt	**Arnica montana D 6** 3-mal tägl. 5 Glob. Seite 119
Überanstrengung, Fehlstellung der Wirbelsäule, Morbus Scheuermann	Knochenschmerzen, überstreckbare Gelenke, leichtes Umknicken der Gelenke	↓ durch Kälte, Wetterwechsel ↑ durch warmes Wetter, an frischer Luft	Kopfschmerzen, schulische Überforderung, Konzentrationsschwäche	sensibel, zart, sehr lebhaft, „zappelig", schreckhaft, angespannte Körperhaltung	**Calcium phosphoricum D 12** 2-mal tägl. 5 Glob. Seite 123
Überforderung, Erschöpfung, schnelles Wachstum	geistig und körperlich überanstrengt, äußert sich in Knochen- und Muskelschmerzen	↓ durch Licht, Lärm, Kälte ↑ durch Wärme, Ruhe	klagt ständig über Müdigkeit und Erschöpfung, schwitzt bei Anstrengung	das Kind wirkt vergesslich, ist unkonzentriert, fühlt sich (schulisch) überfordert	**Acidum phosphoricum D 12** 2-mal tägl. 5 Glob. Seite 117
schnelles Wachstum	stechende, reißende Schmerzen vor allem in den Unterschenkeln	↓ durch feuchtes Wetter, Wärme, Berührung	Gefühl, sich häufig strecken zu müssen	oft „muffliger" Körpergeruch	**Guaiacum D 6** 3-mal tägl. 5 Glob. Seite 130
Bindegewebsschwäche, Überanstrengung	ziehende Schmerzen in Knochen, oft verbunden mit Muskelzittern und -schwäche	↓ durch Schwüle, Hitze ↑ an frischer Luft, durch Abkühlung	hastiges Verhalten, danach erschöpft, nimmt trotz Appetit kaum zu	kariöse Zähne, Sehnen- und Sehnenscheidenentzündung, brüchige, gerillte Nägel	**Acidum hydrofluoricum D 12** 2-mal tägl. 5 Glob. Seite 116

Bewegungsapparat

Wirbelsäulenbeschwerden, Haltungsfehler, Skoliose

wo oder warum	was	wie	wie noch	außerdem	MITTEL
körperliche Überanstrengung, Fehlhaltung, O-Beine, „Einwärtslaufen"	„schwacher" Rücken, Stehen fällt schwer, stolpert über die eigenen Beine	↓ durch Kälte, im Winter, durch Sinneseindrücke ↑ durch Wärme, Zuwendung	traut sich nichts zu, ist schüchtern, hat Angst vor Spritzen und spitzen Gegenständen	Erkrankungen treten oft nach Impfungen auf, gehäuft Infekte, Kind beißt Nagelhaut ab	Silicea* D 12 2-mal tägl. 5 Glob. Seite 141
Überanstrengung, Fehlstellung der Wirbelsäule, Morbus Scheuermann	schnelles Wachstum, hochgeschossen mit schlaffer Haltung	↓ durch Kälte, Wetterwechsel ↑ durch warmes Wetter, an frischer Luft	ist schnell erschöpft, hat ständig Atemwegsinfekte bei vergrößerten Mandeln	Kopfschmerzen durch schulische Überforderung, kaut an den Nägeln	Calcium phosphoricum D 12 2-mal tägl. 5 Glob. Seite 123
Fehlstellung der Wirbelsäule (Skoliose, Morbus Scheuermann, Seite 149)	krampfartige Schmerzen in der Wirbelsäule, Kreuzschmerzen bis in die Hüfte	↓ nachts, durch Wetterumschwung, Feuchtigkeit ↑ durch Ruhe, im Liegen	Bewegungsfähigkeit eingeschränkt, humpelnder Gang	Rückenschmerzen und Muskelverspannungen durch einseitigen Gang	Harpagophytum procumbens D 6 3-mal tägl. 5 Glob. Seite 130
Fehlhaltung, Skoliose	hochgezogene Schultern, nach vorn gebeugte Haltung, schlanker Oberkörper	↓ spätnachmittags, durch Wärme, Schwüle ↑ an frischer Luft, durch Kühle	ist nach wenigen Happen gesättigt, bevorzugt Süßes, mag keine enge Kleidung	kann sehr bestimmend und tonangebend sein, ist Fremden gegenüber zurückhaltend	Lycopodium clavatum D 12 2-mal tägl. 5 Glob. Seite 134
Fehlhaltung, Skoliose	gebeugte, schlaffe Haltung, kann wegen Schmerzen nicht längere Zeit stehen	↓ morgens, durch (Bett-)Wärme ↑ durch Kälte	trocken-schuppende, gerötete Haut, starker Juckreiz, Stuhl und Schweiß übel riechend	„weiß alles besser", das Kind wird zornig, wenn es sich nicht durchsetzen kann	Sulfur D 12 1-mal tägl. 5 Glob. Seite 143

*Hinweis: zur Rachitisvorbeugung: C 30 1-mal pro Woche 3 Glob.

Haut/Nägel

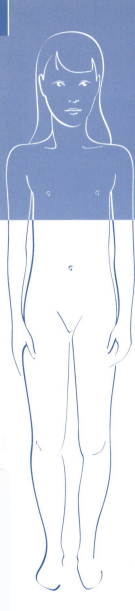

Die Haut kann verschiedene Erkrankungsbilder zeigen, die beim Kind jeweils in einem bestimmten Lebensalter auftreten; medizinischer Rat ist dabei unerlässlich. Wenngleich die Homöopathie Erkrankungen der Haut und der Nägel „von innen her" behandelt, so kann als milde Unterstützung auch eine homöopathische Salbe aufgetragen werden (siehe Seite 146).

Eitrige Hautentzündungen

Zu den eitrigen Hautentzündungen, die auch bei Kindern auftreten, gehören **Abszess**, **Eiterflechte**, auch Eitergrind (Impetigo contagiosa) genannt, und **Furunkel** sowie die **Nagelbettentzündung**. Bei allen Erkrankungen holen Sie bitte ärztlichen Rat ein, denn es handelt sich um einen bakteriellen Befall – der Organismus versucht, die Entzündung örtlich zu begrenzen. Mit der Homöopathie können Sie diese Abwehrmaßnahme des Organismus unterstützen. Die Entzündung verläuft dabei in unterschiedlichen Stadien und ist nicht von vornherein eitrig. Beim Lesen der Tabelle werden Sie erkennen, dass die einzelnen Mittel die verschiedenen Stadien widerspiegeln. Deshalb wird wahrscheinlich während der Behandlung ein Wechsel des Mittels notwendig. Bewährt hat sich die homöopathische Nachbehandlung nach Abklingen der akuten Entzündung, um die Hautfunktion zu stärken.

Allergische Hautentzündungen

Allergische Hautreaktionen und **Nesselsucht**, aber auch die Hautentzündung durch **Läuse- und Milbenbefall** lassen sich mit dem passenden Mittel gut behandeln. Zeigt Ihr Kind eine Hautrötung mit Schwellung, wird der Kinderarzt die Ursache suchen. Ist die Hautreaktion die Folge einer Unverträglichkeit oder Allergie, können Sie mit der Homöopathie die überschießende Immunreaktion des Körpers in den Griff bekommen.

Gegen Läuse, zumeist Kopfläuse, oder Milben (meist Krätzemilben) befolgen Sie unbedingt die vom Arzt verordneten Maßnahmen. Parallel dazu suchen Sie für Ihr Kind das zutreffende Mittel heraus. Flöhe und Grasmilben können Hautentzündungen ähnlich einer allergischen Reaktion hervorrufen; auch die mancherorts auftretende Erntemilbe kann so starken Juckreiz verursachen, dass die blutig gekratzte Haut nässende Krusten bildet.

Hautausschläge

Milchschorf oder **Gneis** ist eine typische Hauterkrankung des Säuglings, die vorzugsweise am behaarten Kopf sowie im Gesicht, im Hals- und Ohrbereich auftritt. Sie kann monatelang bestehen und sich infizieren; in der Folge bilden sich teilweise übel riechende, nässende Krusten. Das passende Mittel lässt die Haut gesunden.
Immer häufiger leiden Kinder an **Neurodermitis (endogenes Ekzem)**. Ob tatsächlich dieses Hautleiden vorliegt, lässt sich erst etwa ab dem 6. Lebensmonat sagen. Der Ausprägungsgrad kann sehr unterschiedlich sein. Die Mittel in der Tabelle haben sich insbesondere zur homöopathischen Begleittherapie, aber auch in Akut-Phasen bewährt. Ich empfehle Ihnen aber für die längerfristige Behandlung eine Konstitutionstherapie Ihres Kindes bei einem Homöopathen. Das ist auch bei einem immer wiederkehrenden **Hautausschlag** (Ekzem) ratsam.
Bei Säuglingen und Kleinkindern kann es im Genitalbereich häufiger zu **Windeldermatitis, Wundsein** sowie **Hautpilz** kommen. Hygiene und Pflege der Haut sind notwendige Basismaßnahmen; zusätzlich können Sie mit der Homöopathie die Entzündung zum Abklingen bringen.

Warzen

Warzen lassen sich erfolgreich mit Homöopathie behandeln, auch wenn sie zuvor immer geätzt wurden und dennoch wiederkamen.

In diesem Kapitel

Eitrige Hautentzündungen
Abszess, Eiterflechte, Furunkel, Nagelbettentzündung — 96

Allergische Hautentzündungen
Allergische Hautreaktion, Nesselsucht, Läuse- und Milbenbefall — 97

Hautausschläge
Milchschorf, Gneis — 98
Neurodermitis (endogenes Ekzem), Hautausschlag — 99
Windeldermatitis, Wundsein, Hautpilz — 100

Warzen — 101

Abszess, Eiterflechte, Furunkel, Nagelbettentzündung

wo oder warum	was	wie	wie noch	außerdem	MITTEL
beginnende Entzündung, Infektion	hochrote, entzündliche Schwellung, fühlt sich heiß an, kein Eiter sichtbar	↓ durch Berührung, Geräusche, Licht	weint vor Schmerzen, die klopfend sind, hochrotes, heißes, oft fiebriges Gesicht	zu Behandlungsbeginn bei akuten Hautentzündungen wie bei Sonnenbrand	Belladonna* D 6 3-mal tägl. 5 Glob. Seite 120
akute, eitrige Entzündung	Entzündungen mit Eiterbildung („gelbes Pünktchen"), schmerzhaft bei Berührung	↓ durch Berührung, kalte Luft ↑ durch Wärmeanwendung	säuerlich, nach Käse riechende Absonderungen: Schleim, Schweiß, Eiter	neigt zu eingewachsenen Nägeln mit Entzündung, zur Abheilung der Eiterflechte	Hepar sulfuris D 12 2-mal tägl. 5 Glob. Seite 130
akute, eitrige Entzündung, Verletzung	eitrige Entzündung, die sich auch auf leichten Druck nicht entleeren will	(bislang nicht bekannt)	„homöopathisches Messer": Öffnet die eitrige Stelle, säubert die Wunde	besonders bewährt bei eitriger Nagelbettentzündung	Myristica sebifera* D 6 3-mal tägl. 5 Glob. Seite 136
chronische Entzündung, Nagelpilz, verkrüppelte Nägel, Nägelkauen	langsam abheilende Entzündung mit rötlicher Schwellung, schlechte „Heilhaut"	↓ durch Kälte, kaltes Wetter ↑ durch Wärme, warme Anwendungen	beißt Nagelhaut ab, die sich ständig entzündet, kaltschweißige Hände und Füße	durch Fremdkörper bedingte Entzündung, zieht z. B. den Dorn heraus	Silicea D 12 2-mal tägl. 5 Glob. Seite 141
Infektion, chronische Entzündung, nach lang dauernder Cortison-Anwendung	anhaltende oder immer wieder aufflackernde Entzündung mit Eiterung	↓ morgens, durch (Bett-)Wärme ↑ durch Kälte	neigt zu trockener, stark schuppender Haut, starkes Schwitzen, „muffelt"	leidet an oft extremem Juckreiz, nachts deutlich verstärkt, kratzt sich blutig	Sulfur** D 12 1-mal tägl. 5 Glob. Seite 143

* Akutdosierung: 1. Tag 4- bis 5-mal
** Hinweis: Erstverschlimmerung möglich

Allergische Hautreaktion, Nesselsucht, Läuse- und Milbenbefall

wo oder warum	was	wie	wie noch	außerdem	MITTEL
Infektion, akute Hautentzündung (Allergie, Läuse-, Milbenbefall)	trockene oder nässende, stark entzündete Haut mit heftigem Juckreiz	↓ durch Wärme	neigt zu Heuschnupfen, klagt oft über allgemeine Erschöpfung	hohe Allergiebereitschaft, reagiert an Haut und Schleimhäuten der Atemwege	**Cardiospermum halicacabum*** D 3 3-mal tägl. 5 Glob.** Seite 124
Ursache oft nicht feststellbar, Insektenstiche, Läuse-, Milbenbefall	Haut ist rot, heiß, teigig geschwollen, große Quaddeln, stechende Schmerzen	↓ durch Wärme, Berührung ↑ durch kalte Auflagen, an frischer Luft	Ruhelosigkeit, Bewegungsdrang, hat keinen Durst, Hitzegefühl der Haut	bewährt bei stark anschwellenden Insektenstichen, auch durch Grasmilben	**Apis mellifica*** D 6 3-mal tägl. 5 Glob. Seite 119
Überanstrengung, Antibiotikabehandlung, Vorahnungen, Aufregung, Schreck	trockener Hautausschlag mit Schuppung, Juckreiz oder Brennschmerz	↓ abends, nachts, durch emotionale Ereignisse ↑ durch kurze Ruhepausen	muss häufig Kleinigkeiten essen, zittrige Schwäche bei leerem Magen, großer Durst	oft „blaue Flecken", Nasenbluten, bewährt bei Leberflecken, „Weißflecken" (Vitiligo)	**Phosphorus** D 12 2-mal tägl. 5 Glob. Seite 138
Essen von Meeresfrüchten, Hitze, intensive Sonnenbestrahlung, seelische Konflikte	mit brennendem, hellem Sekret gefüllte Hautpickel, roter Hof, geschwollen	↓ morgens, durch Anstrengung ↑ im Liegen, an frischer Luft	fettige Haut im Nasen-Kinn-Bereich, rissige Lippen, sonst trockene Haut	„Klassiker" bei Hitzebläschen, Sonnenallergie („Mallorca-Akne") sowie Lippenherpes	**Natrium chloratum** D 12 2-mal tägl. 5 Glob. Seite 136
allergische Reaktionen an Haut, Augen, Nase, Bronchien	nesselartiger, trocken-juckender Hautausschlag, anfallsweise auftretend	↓ durch Kälte ↑ durch Wärme, Ruhe	tränende Augen, Fließschnupfen, erschwertes Atmen im Wechsel mit Ekzem	baut längerfristig die allergischen Reaktionen der Haut und Atemwege ab	**Acidum formicicum** D 12 2-mal tägl. 5 Glob. Seite 116

* Akutdosierung: 3-mal im Abstand von 15 Minuten 5 Glob., danach 1. und 2. Tag: 4- bis 5-mal
** Hinweis: Cardiospermum halicacabum auch zur äußerlichen Anwendung als Halicar®-Salbe und -Creme

Milchschorf, Gneis

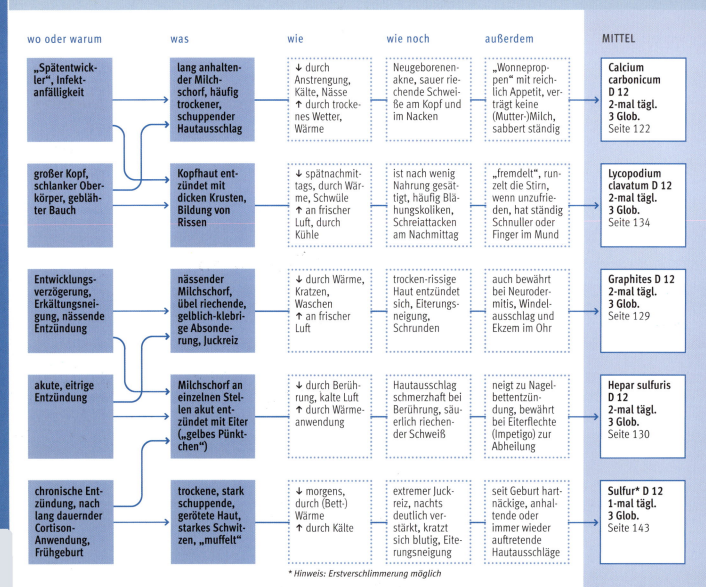

Neurodermitis (endogenes Ekzem), Hautausschlag

wo* oder warum	was	wie	wie noch	außerdem	MITTEL
am ganzen Körper	stark entzündete, trocken gereizte oder nässende Haut, extremer Juckreiz	↓ durch Wärme, warmes Wetter	neigt zu stark juckenden Hautquaddeln, klagt oft über allgemeine Erschöpfung	hohe Allergiebereitschaft, auch an den Schleimhäuten der Augen und Atemwege	Cardiospermum halicacabum** D 3, 3-mal tägl. 5 Glob. Seite 124
am ganzen Körper	einzelne Hautstellen stark nässend, später gelbliches Sekret, Brennen und Jucken	↓ nachts, durch Bettwärme	hatte meist im Säuglingsalter starken Milchschorf	„Klassiker" bei nässenden Hautausschlägen (nässendes Ekzem)	Viola tricolor D 3, 3-mal tägl. 5 Glob. Seite 145
Infekt, Erkältung, Impfung, am ganzen Körper	stark juckender, nässender Ausschlag, auch eiternd	↓ im Frühjahr, durch Feuchtigkeit, Kälte ↑ durch Wärme	Bläschen, die eitern und Krusten bilden, langsam abheilend, bei Schwimmbaddermatitis	die Erkrankung tritt oft nach einer Impfung auf, z. B. auch Warzen	Sarsaparilla D 6, 3-mal tägl. 5 Glob. Seite 141
Gesicht, Hals, Hände, Füße	blutig gekratzte, schrundige, verdickte Hautstellen, oft mit starken Rissen	↓ durch kaltes Wetter ↑ durch Wärme, trockenes Wetter	Hautrisse auch nässend, übel riechend, später Krustenbildung, oft Heißhunger, Durchfall	Ausschlag auch an Nase, Mund, After, rissige Fingerspitzen	Petroleum D 12, 2-mal tägl. 5 Glob. Seite 138
Kopfbereich	verkrustete Kopfhaut, Haare wie verfilzt, Haut trocken juckend, wenig gerötet	↓ durch Kälte, Nässe ↑ im Freien	neigt zu weißlichen Bläschen mit rötlichem Hof im Mundraum (Mundsoor)	Abwärtsbewegungen verursachen Übelkeit und Ängstlichkeit, lärmempfindlich	Borax D 6, 3-mal tägl. 5 Glob. Seite 121

* die oft am meisten befallenen Hautstellen
** Hinweis: auch zur äußerlichen Anwendung als Halicar®-Salbe und -Creme

Windeldermatitis, Wundsein, Hautpilz

wo oder warum	was	wie	wie noch	außerdem	MITTEL
Infektion	stark gerötete Haut, auch mit vielen kleinen Bläschen	↓ durch Kälte, kaltes Abwaschen ↑ an frischer Luft	Lymphknotenschwellung, weil häufig erkältet, vor allem mit Schnupfen und Halsweh	Kind ist ausgeprägt kälteempfindlich	Clematis recta D 6 3-mal tägl. 3 Glob. Seite 125
akutes Zahnen, Zahnungsdurchfall	Po ist hochrot entzündet, Kind schreit und wehrt sich beim Windelwechsel	↓ durch Aufregung, Wärme, nachts ↑ durch lokale Wärme	aufgetriebener Leib, stinkende Blähungen, gelblich grünlicher Durchfall wie Gehacktes	ist quengelig, will getragen werden, sehr schmerzempfindlich, oft eine Wange gerötet	Chamomilla recutita D 6 3-mal tägl. 3 Glob. Seite 124
Gärungsdurchfälle, Infektanfälligkeit, „Spätentwickler"	Wundsein bald nach der Entbindung, Windeldermatitis bis zum Genitalbereich	↓ durch Anstrengung, Kälte, Nässe ↑ durch trockenes Wetter, Wärme	Milchschorf, spätes Zahnen, schwitzt an Kopf und Nacken, Blähbauch, gärender Durchfall	„pflegeleicht", immer hungrig, verträgt keine (Mutter-)Milch, sabbert ständig	Calcium carbonicum D 12 2-mal tägl. 3 Glob. Seite 122
Hautpilz, Entwicklungsverzögerung, Erkältungsneigung	nässend entzündet, übel riechende, gelbliche, klebrige Absonderung, Juckreiz	↓ durch Wärme, Kratzen, Waschen ↑ an frischer Luft	abheilende Haut trockenrissig mit Schrunden, neigt zum Nässen und Eitern	häufig erkältet, zäher, gelblicher Schleim, verstopft, knotiger Stuhl mit Schleim	Graphites D 12 2-mal tägl. 3 Glob. Seite 129
Hautpilz, Soor	girlandenförmiger, rötlich fleckiger, trockener Ausschlag, oft mit juckenden Bläschen	↓ durch Wetterwechsel, im Winter ↑ durch Bewegung, Sonne	stark behaart am Rücken, Leberflecken, Muttermale, oft helle Flecken auf dunkler Haut	bei Neurodermitis im Gesichts- und Halsbereich, in Ellenbeugen, Kniekehlen	Sepia D 12 2-mal tägl. 3 Glob. Seite 141

Warzen*

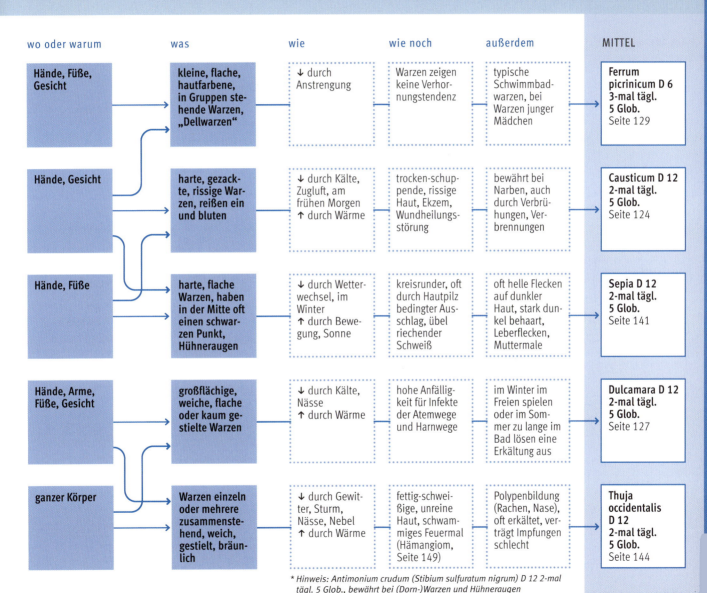

wo oder warum	was	wie	wie noch	außerdem	MITTEL
Hände, Füße, Gesicht	kleine, flache, hautfarbene, in Gruppen stehende Warzen, „Dellwarzen"	↓ durch Anstrengung	Warzen zeigen keine Verhornungstendenz	typische Schwimmbadwarzen, bei Warzen junger Mädchen	Ferrum picrinicum D 6 3-mal tägl. 5 Glob. Seite 129
Hände, Gesicht	harte, gezackte, rissige Warzen, reißen ein und bluten	↓ durch Kälte, Zugluft, am frühen Morgen ↑ durch Wärme	trocken-schuppende, rissige Haut, Ekzem, Wundheilungsstörung	bewährt bei Narben, auch durch Verbrühungen, Verbrennungen	Causticum D 12 2-mal tägl. 5 Glob. Seite 124
Hände, Füße	harte, flache Warzen, haben in der Mitte oft einen schwarzen Punkt, Hühneraugen	↓ durch Wetterwechsel, im Winter ↑ durch Bewegung, Sonne	kreisrunder, oft durch Hautpilz bedingter Ausschlag, übel riechender Schweiß	oft helle Flecken auf dunkler Haut, stark dunkel behaart, Leberflecken, Muttermale	Sepia D 12 2-mal tägl. 5 Glob. Seite 141
Hände, Arme, Füße, Gesicht	großflächige, weiche, flache oder kaum gestielte Warzen	↓ durch Kälte, Nässe ↑ durch Wärme	hohe Anfälligkeit für Infekte der Atemwege und Harnwege	im Winter im Freien spielen oder im Sommer zu lange im Bad lösen eine Erkältung aus	Dulcamara D 12 2-mal tägl. 5 Glob. Seite 127
ganzer Körper	Warzen einzeln oder mehrere zusammenstehend, weich, gestielt, bräunlich	↓ durch Gewitter, Sturm, Nässe, Nebel ↑ durch Wärme	fettig-schweißige, unreine Haut, schwammiges Feuermal (Hämangiom, Seite 149)	Polypenbildung (Rachen, Nase), oft erkältet, verträgt Impfungen schlecht	Thuja occidentalis D 12 2-mal tägl. 5 Glob. Seite 144

* Hinweis: Antimonium crudum (Stibium sulfuratum nigrum) D 12 2-mal tägl. 5 Glob., bewährt bei (Dorn-)Warzen und Hühneraugen

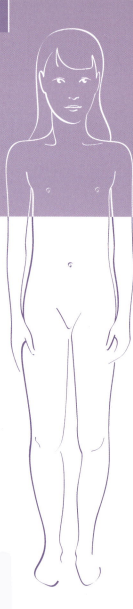

Notfälle/Verletzungsfolgen

Insbesondere bei Kindern sollten Sie umgehend medizinische Hilfe anfordern, wenn es sich um eine schwer einschätzbare Situation handelt bzw. der Verunglückte nicht ansprechbar ist! Bei kleinen Unfällen und leichten Verletzungen können Sie die Homöopathie als Erste-Hilfe-Maßnahme einsetzen, ansonsten zur Unterstützung des Heilungsverlaufs.

Verletzungsreaktionen der Haut

Äußere Einwirkungen können zu Verletzungen der Haut führen. Dazu gehören, zumal aus homöopathischer Sicht, auch **Impfungen** sowie die daraus resultierenden **Impffolgen**. Sie lassen sich mit dem richtigen Mittel homöopathisch gut behandeln. An dieser Stelle sei einmal mehr betont, dass homöopathisch arbeitende Ärzte nicht grundsätzlich gegen Impfungen sind!
Ist Ihr Kind von **Insektenstichen** und **Zeckenbissen** betroffen oder hatte es Kontakt mit **Quallen**, können Sie mit der sofortigen Gabe des richtigen Mittels den Heilungsverlauf deutlich beschleunigen. Speziell bei Zeckenbissen empfehle ich als zusätzliche Maßnahme, mehrmals täglich drei Kügelchen des passenden Mittels in wenig Wasser aufzulösen und über die Bissstelle zu träufeln.
Bewährt ist auch die gezielte Begleitbehandlung bei **operativen Eingriffen**.

Hitze- und kältebedingte Notfälle

Unfälle und Verletzungen bei Kindern, die durch zu lange und intensive Sonnenbestrahlung oder durch offenes Feuer verursacht wurden, bedürfen je nach Ausmaß und Schwere zwingend der medizinischen Hilfe: **Sonnenallergie, Sonnenbrand, Sonnenstich** und **Verbrennung**. Sie können aber durch die zusätzliche Anwendung der Homöopathie Schmerzen rasch lindern und eine komplikationslose Heilung erreichen.
Vergleichbares gilt auch, wenn Ihr Kind zu lange Nässe und Kälte ausgesetzt war und an **Verkühlung, Erfrierung** oder **Frostbeulen** leidet.

Verletzungen und Unfälle

Für alle Notfälle gilt: Geben Sie zunächst ein Mittel zur seelischen Verarbeitung bei **Schreck** oder **Schock** – und zwar sowohl dem Verunglückten als auch dem Helfer!

Knochenbrüche, Gehirnerschütterung und Freizeitunfälle sind typische Beispiele für solche Notfälle. In der Akutsituation hilft das richtige Homöopathikum den Schmerz zu lindern, bei der Nachbehandlung den Heilungsprozess anzuregen. Auch die Folgen einer Gehirnerschütterung oder von Unfällen heilen mithilfe der Homöopathie eindeutig schneller.

Akutes **Nasenbluten**, überhaupt alle Arten von **Blutungen**, können Sie mit dem richtigen Mittel in relativ kurzer Zeit stoppen; geben Sie Ihrem Kind noch für zwei bis drei Tage das Mittel wie angegeben weiter.

Die Homöopathie kennt für die verschiedenen **Verletzungen, Wunden** einschließlich **Bluterguss** unterschiedliche Mittel, die zu den „Klassikern" und deshalb auch in die Hausapotheke gehören. Sie beugen bei Ihrem Kind mit „seinem" Mittel nicht nur der Wundinfektion vor, sondern tragen auch zur raschen schmerzlindernden und kosmetisch schönen Heilung bei. Achten Sie unbedingt auf einen ausreichenden Tetanus-Schutz.

Zerrungen, Verstauchungen und **Prellungen** verursachen starke Schmerzen sowie Bewegungseinschränkungen der betroffenen Gelenke. Das „richtige" homöopathische Mittel lindert schnell den Schmerz und beschleunigt den Heilungsprozess. Bitte lassen Sie aber vor der Eigenbehandlung unbedingt einen Knochenbruch durch einen Arzt ausschließen.

In diesem Kapitel

Verletzungsreaktionen der Haut

Impfungen, Impffolgen	104
Insektenstiche, Zeckenbisse, Quallen	105
Operative Eingriffe	106

Hitze- und kältebedingte Notfälle

Sonnenallergie, Sonnenbrand, Sonnenstich, Verbrennung	107
Verkühlung, Erfrierung, Frostbeulen	108

Verletzungen und Unfälle

Schreck- und Schockfolgen	109
Knochenbrüche, Gehirnerschütterung	110
Nasenbluten, Blutungen	111
Verletzungen, Wunden, Bluterguss	112
Zerrung, Verstauchung, Prellung	113

Impfungen, Impffolgen

wo oder warum	was	wie	wie noch	außerdem	MITTEL
Allgemeinreaktion mit Fieber	Fieber mit Symptomen einer Erkältung, das Kind ist „knatschig"	↓ durch Gewitter, Sturm, Nässe, Nebel	Polypenbildung, neigt zu Husten mit gelb-grünlichem Schleim, zu Harnwegsinfekten	fettig-schwitzige, unreine Haut mit bräunlichen Warzen, kalte Hände und Füße	**Thuja occidentalis*** D 12 2-mal tägl. 3 Glob. Seite 144
Allgemeinreaktion mit Fieber, Verhaltensauffälligkeit	meist langsam ansteigendes Fieber, Kind wirkt apathisch, mag nichts trinken	↓ abends, in warmen Räumen, durch Wärme	zittrige Schwäche, weniger lebhaft als vor der Impfung, ist auffallend ruhig und müde	ältere Kinder klagen über Kopfschmerzen, die vom Nacken bis in die Augen ausstrahlen	**Gelsemium sempervirens** D 12 2-mal tägl. 3 Glob. Seite 129
Verhaltensauffälligkeit	nächtliches Aufschrecken mit lautem Weinen, auch unmotiviertes Schreien	↓ durch Kälte, Berührung, Anstrengung ↑ abends, durch Essen, Bewegung	macht unwillkürliche Bewegungen, Beine sind ständig in Bewegung	ältere Kinder knirschen mit den Zähnen, weinen wegen Albträumen	**Zincum metallicum** D 12 2-mal tägl. 3 Glob. Seite 145
lokale Reaktion (Einstichstelle), Allgemeinreaktion	nässender, dann eiternder Ausschlag mit heftigem Juckreiz	↓ im Frühjahr, durch Feuchtigkeit, Kälte ↑ durch Wärme	Hautreaktion am Körper: Bläschen, die eitern und Krusten bilden, langsam abheilend	Erkrankungen treten nach einer Impfung auf, z. B. Warzen oder Blasenentzündung	**Sarsaparilla** D 6 3-mal tägl. 3 Glob. Seite 141
lokale Reaktion (Einstichstelle), Allgemeinreaktion	anfangs eitrige, später schlecht heilende, oft mit Wundschorf bedeckte Einstichstelle	↓ durch Kälte, im Winter, durch Sinneseindrücke ↑ durch Wärme, Zuwendung	nach einer Impfung Ausbruch eines Ekzems, gehäuft Infekte, Entwicklungsverzögerung	häufig Frühgeborene und „Mangelgeburts"-Kinder, furchtsam, ängstlich	**Silicea D 12** 2-mal tägl. 3 Glob. Seite 141

* bereits 3 Tage vor der Impfung

Insektenstiche, Zeckenbisse, Quallen

wo oder warum	was	wie	wie noch	außerdem	MITTEL
Biss- und Stichverletzung (Dornen, Nadeln, Insektenstich)	stark juckende Insektenstiche, die kaum anschwellen	↓ durch warme Anwendungen, Bewegung ↑ durch kalte Anwendungen	punktförmige Wunde wie z. B. auch durch Tierbiss oder durch Stachel eines Seeigels	bewährt zur Vermeidung von Entzündungen, insbesondere auch nach Zeckenbissen	Ledum palustre* D 6 3-mal tägl. 5 Glob. Seite 133
allergische Hautreaktion auf Insektenstiche, Läuse-, Milbenbefall	rot-heiße, teigige Hautschwellung mit stechenden Schmerzen, Juckreiz	↓ durch Wärme, Berührung ↑ durch kalte Auflagen, an frischer Luft	ist sehr ruhelos, hat starken Bewegungsdrang, hat keinen Durst	bewährt bei stark anschwellenden Insektenstichen, auch durch Grasmilben	Apis mellifica* D 6 3-mal tägl. 5 Glob. Seite 119
Kontakt mit Meerestieren, Pflanzen, Schwimmbaddermatitis	kleine entzündete Hautstellen wie nach Berühren von Brennnesseln	↓ durch Feuchtigkeit, körperliche Anstrengung	weint wegen brennender Schmerzen der Haut	bewährt bei Kontakt mit Quallen, Pflanzen (sog. Kontaktdermatitis)	Urtica urens* D 6 3-mal tägl. 5 Glob. Seite 145
akut entzündete Hautwunde	Entzündung mit Eiterbildung („gelbes Pünktchen"), schmerzhaft bei Berührung	↓ durch Berührung, kalte Luft ↑ durch Wärmeanwendung	säuerlich, nach Käse riechende Absonderungen: Schleim, Schweiß, Eiter	neigt zu eingewachsenen Nägeln mit Nagelbettentzündung	Hepar sulfuris D 12 2-mal tägl. 5 Glob. Seite 130
Eiterung auch durch Fremdkörper in der Haut	anfangs eitrige, langsam abheilende Entzündung mit rötlicher Schwellung	↓ durch Kälte, kaltes Wetter ↑ durch Wärme, warme Anwendungen	schlechte „Heilhaut", die Wunde ist oft lange mit Schorf bedeckt	treibt den Fremdkörper aus der eitrigen Hautstelle heraus, wie z. B. Dorn, Spreißel	Silicea D 12 2-mal tägl. 5 Glob. Seite 141

*Akutdosierung: 1. und 2. Tag: 4- bis 5-mal

Operative Eingriffe

wo oder warum	was	wie	wie noch	außerdem	MITTEL
Angst vor Arzt und Krankenhaus	das Kind ist völlig aus dem Lot, glaubt sterben zu müssen, reagiert panisch	↓ abends, nachts, durch Berührung, Kälte ↑ durch Schwitzen	spontanes Einnässen oder Einkoten nach dem Ereignis, auch für längere Zeit	bewährt zur seelischen Verarbeitung eines Negativerlebnisses	**Aconitum napellus* D 12** 2-mal tägl. 5 Glob. Seite 117
nach dem operativen Eingriff, nach zahnärztlicher Behandlung	um die frische Operationsnarbe hat sich ein großflächiger Bluterguss gebildet	↓ durch Berührung, Bewegung ↑ durch Ruhe	weint vor Schreck, ist unruhig und abwehrend, möchte allein gelassen werden	auch bewährt bei Nachblutung nach operativer Entfernung der Mandeln oder Polypen	**Arnica montana* D 6** 3-mal tägl. 5 Glob. Seite 119
Schnittwunde (Operation, Messerschnitt, Glasscherben)	Schmerzen, hohe Berührungsempfindlichkeit an der Schnittwunde	↓ nachts, durch Kälte, emotionale Ereignisse	das Ereignis war einschneidend, hat das Kind auch im Inneren verletzt	bei Wunden, die geklammert oder genäht werden mussten, zur Wundheilung	**Staphisagria* D 6** 3-mal tägl. 5 Glob. Seite 142
Folgen der Narkose und von allopathischen Arzneimitteln	klagt über Übelkeit und Brechreiz und Kopfweh, hat Bauchweh und Verstopfung	↓ durch Kälte, morgens ↑ durch Wärme	duldet keinen Widerspruch, gerät schnell in Wut, verhält sich aggressiv	bewährt zur Ausleitung von chemischen Stoffen und Arzneimitteln	**Nux vomica* D 6** 3-mal tägl. 5 Glob. Seite 137
nach einer Operation mit Blutverlust	ist nicht leistungsfähig, ermüdet rasch, schwitzt bei der geringsten Belastung	↓ nachts, durch Kälte und Nässe ↑ durch Wärme	Ruhe, Schlaf, gute Ernährung bringen keine Besserung, überempfindlich gegen Gerüche	bewährt bei anhaltendem Eisenmangel nach einem operativen Eingriff	**China D 6** 3-mal tägl. 5 Glob. Seite 125

* Akutdosierung: am 1. und 2. Tag 4- bis 5-mal

Sonnenallergie, Sonnenbrand, Sonnenstich, Verbrennung

wo oder warum	was	wie	wie noch	außerdem	MITTEL
Essen von Meeresfrüchten, Hitze, intensive Sonnenbestrahlung	Bläschen mit scharf brennendem Sekret, roter Hof, entzündlich angeschwollen	↓ morgens, durch Anstrengung ↑ im Liegen, an frischer Luft	trockene Körperhaut, aufgesprungene, raue Lippen, leckt ständig an den Lippen	bewährt bei Hitzebläschen, Sonnenallergie („Mallorca-Akne"), neigt zu Lippenherpes	Natrium chloratum D 12 2-mal tägl. 5 Glob. Seite 136
Überhitzung, Sonnenbestrahlung, Verbrennung, Sonnenstich	hochrot entzündete Haut mit Brennschmerz, klopfende Schmerzen	↓ durch Berührung, Geräusche, Licht	oft mit plötzlich auftretendem Fieber, dabei hochrotes, heißes Gesicht	Kind fantasiert, klagt über klopfende Kopfschmerzen, will im abgedunkelten Raum sein	Belladonna* D 6 3-mal tägl. 5 Glob. Seite 120
zu lange, intensive Sonnenbestrahlung, Sonnenstich	hochrotes, später blasses Gesicht, klagt über pochende Kopfschmerzen	↑ durch Ruhe, kalte Anwendungen	spricht verwirrt, wirkt müde	auch zur Nachbehandlung, wenn als Folge immer wieder Kopfschmerzen auftreten	Glonoinum* D 6 3-mal tägl. 5 Glob. Seite 129
Verbrennung, Verbrühung	Bildung von kleinen und größeren Brandblasen, die ineinander übergehen	↓ durch Berührung, Bewegung, kaltes Wasser ↑ durch Wärme, Ruhe	stark brennende Schmerzen, wie Feuer	bewährt zur Vermeidung von Verbrennungsschäden der Haut	Cantharis* D 6 3-mal tägl. 5 Glob. Seite 123
Verbrühung, Verbrennung	Wundheilungsstörungen bei Verbrennungsnarben, Schrumpfung der Haut	↓ durch Kälte, Zugluft, am frühen Morgen ↑ durch Wärme	Narbenverhärtung, lähmungsartige Schwäche im Bereich der Narbe bzw. der Gliedmaße	bewährt, wenn an der Narbe ein trockenschuppender Hautausschlag entsteht	Causticum D 12 2-mal tägl. 5 Glob. Seite 124

*Akutdosierung: anfangs 3-mal im Abstand von 15 Minuten 5 Glob., danach 1. und 2. Tag: 4- bis 5-mal

Verkühlung, Erfrierung, Frostbeulen

wo oder warum	was	wie	wie noch	außerdem	MITTEL
Anfälligkeit gegen Unterkühlung und Durchnässung, Wetterwechsel (Herbst)	Harnwegsinfekt, wenn die nasse Badebekleidung nicht gewechselt wurde	↓ durch Kälte, Nässe ↑ durch Wärme	Schnupfen und Ohrenschmerzen durch Tauchen	im Winter im Freien spielen, im Sommer zu lange schwimmen lösen Erkältung aus	Dulcamara* D 6 3-mal tägl. 5 Glob. Seite 127
kalte Speisen (Eis, kaltes Trinken), kalte Füße, Sitzen auf kaltem Boden	entzündete Augen, milchiger Schleim aus Nase und Bronchien, verstärkter Harndrang	↓ nachts, durch warme Zimmerluft, nasskaltes Wetter ↑ an frischer Luft	nach kalten Speisen: Aufstoßen, Erbrechen, Bauchweh, auch längere Zeit nach dem Essen	weinerliche, häufig wechselnde Stimmungslage, widersprüchliches Verhalten	Pulsatilla pratensis* D 6 3-mal tägl. 5 Glob. Seite 139
Überanstrengung, Überforderung, Nässe und Kälte	Überdehnung, Zerrung bei nicht genügend durch Training erwärmter Muskulatur	↓ durch feuchtkaltes Wetter, Ruhe ↑ durch Wärme, fortgesetzte Bewegung	große Unruhe, starker Bewegungsdrang, Schmerzen werden dadurch erträglicher	bewährt bei verletzungsbedingten Muskel- und Gelenkschmerzen	Rhus toxicodendron D 12 2-mal tägl. 5 Glob. Seite 140
Kälteschäden (Erfrierungen, Frostbeulen)	Kältegefühl an Fingern und Zehen, wie erfroren, bläulich rötliche Hautverfärbung	↓ durch Kälte, Nässe ↑ durch Wärme	schmerzhafte Frostbeulen, die immer wieder aufbrechen	oft Infekte mit Lymphknotenschwellungen, erholt sich nur langsam von einer Erkältung	Abrotanum* D 3 3-mal tägl. 5 Glob.** Seite 116
Kälteschäden (Erfrierungen, Frostbeulen)	Gefühl wie Eisnadeln in der Haut, Schmerzen, Missempfindungen	↓ nachts, morgens, durch Kälte, seelische Ereignisse ↑ durch Bewegung im Freien	die Hautstelle ist gerötet und angeschwollen, neigt zur Entzündung, später mit Juckreiz	auch bewährt, wenn der Kälteschaden schon einige Zeit zurückliegt	Agaricus D 12 2-mal tägl. 5 Glob. Seite 118

* Akutdosierung: 1. und 2. Tag: 4- bis 5-mal
** Abrotanum auch als Salbe zur äußerlichen Unterstützung

Schreck- und Schockfolgen

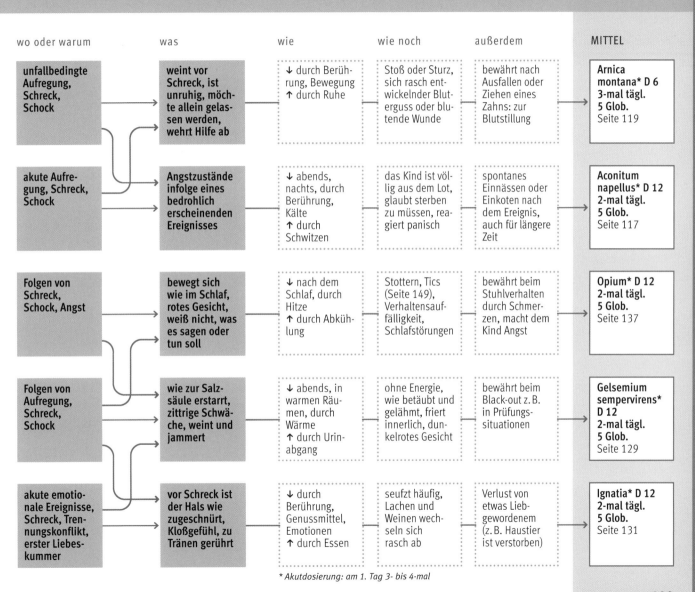

wo oder warum	was	wie	wie noch	außerdem	MITTEL
unfallbedingte Aufregung, Schreck, Schock	weint vor Schreck, ist unruhig, möchte allein gelassen werden, wehrt Hilfe ab	↓ durch Berührung, Bewegung ↑ durch Ruhe	Stoß oder Sturz, sich rasch entwickelnder Bluterguss oder blutende Wunde	bewährt nach Ausfallen oder Ziehen eines Zahns: zur Blutstillung	Arnica montana* D 6 3-mal tägl. 5 Glob. Seite 119
akute Aufregung, Schreck, Schock	Angstzustände infolge eines bedrohlich erscheinenden Ereignisses	↓ abends, nachts, durch Berührung, Kälte ↑ durch Schwitzen	das Kind ist völlig aus dem Lot, glaubt sterben zu müssen, reagiert panisch	spontanes Einnässen oder Einkoten nach dem Ereignis, auch für längere Zeit	Aconitum napellus* D 12 2-mal tägl. 5 Glob. Seite 117
Folgen von Schreck, Schock, Angst	bewegt sich wie im Schlaf, rotes Gesicht, weiß nicht, was es sagen oder tun soll	↓ nach dem Schlaf, durch Hitze ↑ durch Abkühlung	Stottern, Tics (Seite 149), Verhaltensauffälligkeit, Schlafstörungen	bewährt beim Stuhlverhalten durch Schmerzen, macht dem Kind Angst	Opium* D 12 2-mal tägl. 5 Glob. Seite 137
Folgen von Aufregung, Schreck, Schock	wie zur Salzsäule erstarrt, zittrige Schwäche, weint und jammert	↓ abends, in warmen Räumen, durch Wärme ↑ durch Urinabgang	ohne Energie, wie betäubt und gelähmt, friert innerlich, dunkelrotes Gesicht	bewährt beim Black-out z. B. in Prüfungssituationen	Gelsemium sempervirens* D 12 2-mal tägl. 5 Glob. Seite 129
akute emotionale Ereignisse, Schreck, Trennungskonflikt, erster Liebeskummer	vor Schreck ist der Hals wie zugeschnürt, Kloßgefühl, zu Tränen gerührt	↓ durch Berührung, Genussmittel, Emotionen ↑ durch Essen	seufzt häufig, Lachen und Weinen wechseln sich rasch ab	Verlust von etwas Liebgewordenem (z. B. Haustier ist verstorben)	Ignatia* D 12 2-mal tägl. 5 Glob. Seite 131

*Akutdosierung: am 1. Tag 3- bis 4-mal

Knochenbrüche, Gehirnerschütterung

→ Zerrung, Verstauchung, Prellung S. 113

wo oder warum	was	wie	wie noch	außerdem	MITTEL
Knochen und Weichteile, Verletzung wie Stoß, Schlag, Sturz	großflächiger Bluterguss, Schwellung des verletzten Bereichs	↓ durch Berührung, Bewegung ↑ durch Ruhe	das Kind weint, ist unruhig, möchte allein gelassen werden	bei Muskelkater, bei Muskelfaserriss (Fußball)	Arnica montana* D 6 3-mal tägl. 5 Glob. Seite 119
Knochenbruch, Knochenprellung	Heilungsanregung nach Knochenbruch, auch bei Kleinkindern (Grünholzfraktur)	↑ durch Ruhe	anhaltende Schmerzen, auch durch Bluterguss, Bewegungseinschränkung	bei Knochenprellung im Gesichtsbereich, am Auge mit Schmerzen und Schwellung	Symphytum officinale* D 6 3-mal tägl. 5 Glob. Seite 144
Knochenbruch: nach chirurgischer Versorgung	verzögerte Knochenheilung, nach operativer Versorgung mit Metallplatte oder Nagelung	↓ durch Kälte, Wetterwechsel ↑ durch warmes Wetter, an frischer Luft	ist schnell gewachsen, klagt oft über Wachstumsschmerzen, schlaffe Haltung	bewährt bei Kopfschmerzen durch schulische Überforderung, kaut an den Nägeln	Calcium phosphoricum D 12 2-mal tägl. 5 Glob. Seite 123
akute Gehirnerschütterung, verletztes Nervengewebe durch Schlag	Übelkeit, Schwindel, Kopfschmerzen, Benommenheitsgefühl	↓ durch Berührung, Kälte, Wetterwechsel	Kind weint vor Schmerzen, hat kein Gefühl im Verletzungsbereich, eingeklemmter Finger	bei Nervenschmerzen und Taubheitsgefühl durch Druckstellen des eingegipsten Arms	Hypericum perforatum* D 6 3-mal tägl. 5 Glob. Seite 131
Folgen einer Gehirnerschütterung, Kopfprellung, Sturz auf den Rücken	Kopfweh und Schwindelgefühl durch Unfall, Fahrradsturz, Schlag durch einen Ast	↓ morgens, durch feuchtkaltes Wetter ↑ durch Wärme	Nässe und Kälte verschlechtern das Allgemeinbefinden, ausgeprägte Infektanfälligkeit	bewährt, wenn die Beschwerden Folge einer Rückenmarkspunktion sind	Natrium sulfuricum D 12 2-mal tägl. 5 Glob. Seite 136

* Akutdosierung: 1. und 2. Tag: 4- bis 5-mal

Nasenbluten, Blutungen

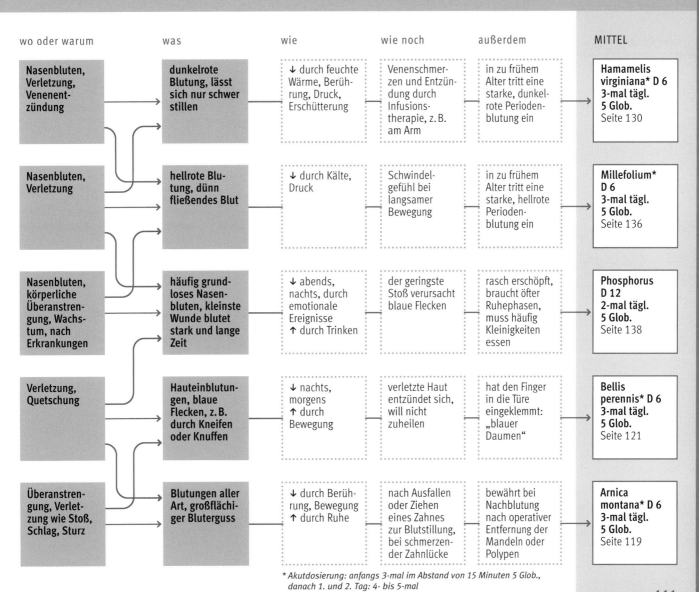

wo oder warum	was	wie	wie noch	außerdem	MITTEL
Nasenbluten, Verletzung, Venenentzündung	dunkelrote Blutung, lässt sich nur schwer stillen	↓ durch feuchte Wärme, Berührung, Druck, Erschütterung	Venenschmerzen und Entzündung durch Infusionstherapie, z.B. am Arm	in zu frühem Alter tritt eine starke, dunkelrote Periodenblutung ein	Hamamelis virginiana* D 6 3-mal tägl. 5 Glob. Seite 130
Nasenbluten, Verletzung	hellrote Blutung, dünn fließendes Blut	↓ durch Kälte, Druck	Schwindelgefühl bei langsamer Bewegung	in zu frühem Alter tritt eine starke, hellrote Periodenblutung ein	Millefolium* D 6 3-mal tägl. 5 Glob. Seite 136
Nasenbluten, körperliche Überanstrengung, Wachstum, nach Erkrankungen	häufig grundloses Nasenbluten, kleinste Wunde blutet stark und lange Zeit	↓ abends, nachts, durch emotionale Ereignisse ↑ durch Trinken	der geringste Stoß verursacht blaue Flecken	rasch erschöpft, braucht öfter Ruhephasen, muss häufig Kleinigkeiten essen	Phosphorus D 12 2-mal tägl. 5 Glob. Seite 138
Verletzung, Quetschung	Hauteinblutungen, blaue Flecken, z.B. durch Kneifen oder Knuffen	↓ nachts, morgens ↑ durch Bewegung	verletzte Haut entzündet sich, will nicht zuheilen	hat den Finger in die Türe eingeklemmt: „blauer Daumen"	Bellis perennis* D 6 3-mal tägl. 5 Glob. Seite 121
Überanstrengung, Verletzung wie Stoß, Schlag, Sturz	Blutungen aller Art, großflächiger Bluterguss	↓ durch Berührung, Bewegung ↑ durch Ruhe	nach Ausfallen oder Ziehen eines Zahnes zur Blutstillung, bei schmerzender Zahnlücke	bewährt bei Nachblutung nach operativer Entfernung der Mandeln oder Polypen	Arnica montana* D 6 3-mal tägl. 5 Glob. Seite 119

* Akutdosierung: anfangs 3-mal im Abstand von 15 Minuten 5 Glob., danach 1. und 2. Tag: 4- bis 5-mal

Verletzungen, Wunden, Bluterguss

wo oder warum	was	wie	wie noch	außerdem	MITTEL
Augenverletzung, Biss- und Stichverletzung (Dornen, Nadeln, Insektenstich)	punktförmige, in die Haut eingedrungene Verletzung, Wunde wie z. B. durch Tierbiss	↓ durch warme Anwendungen, Bewegung ↑ durch kalte Anwendungen	Bluterguss im Augenbereich („blaues Auge") durch Schlag z. B. mit Schneeball	stark juckende Insektenstiche, die kaum anschwellen, nach Zeckenbiss	**Ledum palustre*** D 6 3-mal tägl. 5 Glob. Seite 133
Überanstrengung, Verletzung wie Schlag, Stoß, Sturz, Quetschung	Blutungen aller Art, großflächiger Bluterguss, Muskelkater	↓ durch Berührung, Bewegung ↑ durch Ruhe	Schreck- und Schockfolgen, Kind möchte allein gelassen werden	bei Nachblutung nach operativer Entfernung der Mandeln oder Polypen	**Arnica montana*** D 6 3-mal tägl. 5 Glob. Seite 119
Verletzung wie Schlag, Stoß, Sturz, Quetschung	kleinere Blutergüsse, Hauteinblutungen, blaue Flecken	↓ nachts, morgens ↑ durch Bewegung	hat den Finger in die Tür eingeklemmt: „blauer Daumen"	verletzte Haut entzündet sich, will nicht zuheilen	**Bellis perennis*** D 6 3-mal tägl. 5 Glob. Seite 121
Risswunden, Wunden mit Hautverlust, Schürfwunden	das Kind kommt mit aufgeschürften Ellenbogen oder Knien nach Hause	↓ durch Kälte, Bewegung	Wundbereich neigt zu Entzündung und Eiterung, schlechte Heilungstendenz	beschleunigt die Wundheilung, Vermeidung wulstiger Narben bei klaffender Wunde	**Calendula officinalis*** D 6 3-mal tägl. 5 Glob. Seite 123
Schnittwunden (Operation, Messerschnitt, Glasscherben)	ist in eine Glasscherbe getreten oder hat sich mit dem Messer verletzt	↓ nachts, durch Kälte, emotionale Ereignisse	Schmerzen, hohe Berührungsempfindlichkeit an Schnittwunden, Operationswunden	bei Wunden, die geklammert oder genäht werden mussten, zur Wundheilung	**Staphisagria*** D 6 3-mal tägl. 5 Glob. Seite 142

* Akutdosierung: 1. und 2. Tag: 4- bis 5-mal

Zerrung, Verstauchung, Prellung

wo oder warum	was	wie	wie noch	außerdem	MITTEL
Sehnen- und Bänderverletzung	ziehende Schmerzen, bei Bewegungsbeginn verstärkt, starke Schwellung	↓ durch feuchtkaltes Wetter, Ruhe ↑ durch Wärme, fortgesetzte Bewegung	Kind ist sehr unruhig, jammert vor sich hin, ist dennoch ständig in Bewegung	bewährt bei (Sport-)Verletzungen mit Dehnung, Zerrung, Prellung	Rhus toxicodendron D 12 2-mal tägl. 5 Glob. Seite 140
Sehnen-, Bänder-, Knochenverletzung	Knochenprellung, kann vor Schmerzen nicht gehen, vermeidet jede Bewegung	↓ durch Kälte, Nässe ↑ durch vorsichtige Bewegung	anhaltende Schmerzen und Schonhaltung bei Bänderdehnung und -zerrung	bewährt zur Ausheilung und Stabilisierung nach einem Bänderriss	Ruta graveolens* D 6 3-mal tägl. 5 Glob. Seite 140
Bänderüberdehnung	feingliedrig, überstreckbare Gelenke, oft „ausgekugelte" Gelenke	↓ durch feuchtheißes Wetter, Kälte, Wetterwechsel ↑ durch Wärme, Essen	„weiche" Knochen, mangelnde Zahnschmelzfestigkeit, verspätetes Zahnen	bewegt sich meist sehr hektisch, oft unkoordiniert, nimmt nur wenig an Gewicht zu	Calcium fluoratum D 12 2-mal tägl. 5 Glob. Seite 122
Prellung im Gesichtsbereich, vor allem am Auge	Schmerzen und Schwellung am Auge und Nasenbein, Stoßverletzung, z. B. beim Raufen	↑ durch Ruhe	anhaltende Schmerzen, auch durch Bluterguss, Bewegungseinschränkung	zur Anregung der Heilung nach Knochenbruch	Symphytum officinale* D 6 3-mal tägl. 5 Glob. Seite 144
Rippen-, Brustkorbprellung	heftigste Schmerzen, jegliche Bewegung wird vermieden	↓ durch Bewegung, Berührung, Wetterumschwung ↑ durch Schwitzen	kann vor Schmerzen kaum atmen und sich bewegen	das Kind wirkt gereizt, ärgerlich, wehrt ab, will in Ruhe gelassen werden	Bryonia cretica* D 6 3-mal tägl. 5 Glob. Seite 121

* Akutdosierung: 1. und 2. Tag: 4- bis 5-mal

3. Mittelbeschreibungen von A bis Z

In diesem Teil des Quickfinders finden Sie alle homöopathischen Arzneimittel, die im Beschwerden-Kapitel genannt sind. Zum besseren Auffinden sind sie alphabetisch aufgelistet. Diese Darstellung zeigt Ihnen, bei welchen Erkrankungen Ihres Kindes Sie das einzelne Mittel anwenden können. Die große Bandbreite und die Anwendungsmöglichkeiten werden Sie sicher erstaunen.

Bei jedem Mittel sind zunächst die **Anwendungsgebiete** genannt, die sich für die Behandlung von Kindern eignen. Unter **Leitsymptome** beschreibe ich, welche Beschwerden bei Ihrem Kind vorliegen müssen, damit Sie das Mittel erfolgreich anwenden können. Schauen Sie sich beispielsweise das bei Kindern häufig angezeigte Mittel Aconitum napellus an. Hier stoßen Sie auf eine Besonderheit der Homöopathie: Sie finden zusätzlich zu den körperlichen Beschwerden, die ganz unterschiedliche Organbereiche betreffen können, auch Verhaltensweisen und Wesensmerkmale. Bei Aconitum napellus ist es einerseits der fieberhafte, plötzlich auftretende Infekt, bei dem das Kind blass, ängstlich und unruhig ist, andererseits die Angst und der Schreck nach einem emotionalen Ereignis.

Das mag Ihnen im ersten Moment merkwürdig erscheinen. Doch es hängt mit den Grundprinzipien der Homöopathie zusammen (siehe Seite 8). Bei der Auswahl eines Homöopathikums reicht in aller Regel ein Symptom nicht aus, um zum richtigen Mittel zu kommen. Allerdings müssen nicht alle Symptome auf Ihr Kind zutreffen, zumal bei einer sehr ausführlichen Beschreibung, sondern einige charakteristische Beschwerden. Manche Mittel sind sehr umfassend beschrieben, andere wiederum kurz. Dies hängt vom Wirkungsspektrum des jeweiligen Mittels ab; deshalb spricht man in der Homöopathie auch von kleinen und großen Mitteln.

Unter **Selbstbehandlung** sind alle Beschwerden aufgelistet, bei denen im Kapitel 2 das Mittel auftaucht. Farbleitsystem und Seitenverweise erleichtern Ihnen das schnellere Auffinden.

Mittelbeschreibungen von A bis Z

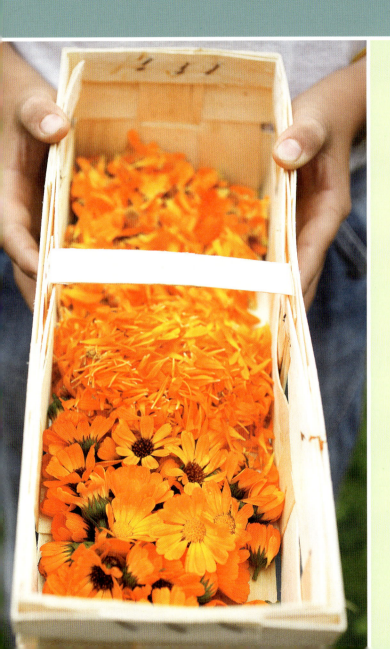

In diesem Kapitel

A	Seite 116 – 120
B	Seite 120 – 122
C	Seite 122 – 127
D	Seite 127 – 127
E	Seite 128 – 128
F	Seite 128 – 129
G	Seite 129 – 130
H	Seite 130 – 131
I	Seite 131 – 132
K	Seite 132 – 133
L	Seite 133 – 134
M	Seite 134 – 136
N	Seite 136 – 137
O	Seite 137 – 137
P	Seite 138 – 139
R	Seite 139 – 140
S	Seite 140 – 144
T	Seite 144 – 144
U	Seite 145 – 145
V/W	Seite 145 – 145
Z	Seite 145 – 145

MITTELBESCHREIBUNGEN VON A BIS Z

Abrotanum | Eberraute

ANWENDUNGSGEBIETE: Verdauungsbeschwerden, Erkrankungen des Lymphsystems, verzögerte Genesung

LEITSYMPTOME: körperliche Schwäche und Müdigkeit nach durchgemachter Erkrankung, erholt sich nur langsam; Infekte oft mit Lymphknotenschwellung; magert trotz Heißhunger ab, Kältegefühl an Fingern und Zehen, wie erfroren, bläulich rötliche Hautverfärbung nach Kälteschäden

SELBSTBEHANDLUNG:
- Appetitlosigkeit, Gedeihstörungen, *Seite 74*
- Wurmbefall, *Seite 81*
- Verkühlung, Erfrierung, Frostbeulen, *Seite 108*

Acidum formicicum | Ameisensäure

ANWENDUNGSGEBIETE: allergische und entzündliche Erkrankungen der Augen, Atemwege, Haut und des Bewegungsapparats

LEITSYMPTOME: Fließschnupfen, Juckreiz der Augen, erschwertes Atmen; juckender Hautausschlag wie Nesselsucht, auch im Wechsel mit Asthma; jede Erkältung schlägt sich auf die Bronchien; hilft, die Allergieneigung abzubauen

SELBSTBEHANDLUNG:
- Tierhaarallergie, *Seite 63*
- irritables Bronchialsystem, Asthma bronchiale, *Seite 68*
- allergische Hautreaktion, Nesselsucht, Läuse- und Milbenbefall, *Seite 97*

Acidum hydrofluoricum | Flusssäure

ANWENDUNGSGEBIETE: Appetitstörung, Schilddrüsenfehlfunktion, Haut- und Nagelerkrankungen, Bindegewebsschwäche

LEITSYMPTOME: unruhiges, hastiges Verhalten mit anschließender Erschöpfung; nimmt trotz gutem Appetit kaum zu; ziehende Schmerzen in Knochen, oft verbunden mit Muskelzittern und Muskelschwäche, auch durch Überanstrengung; Hitzegefühl mit kalt-schweißigen Händen und Füßen; Sehnenscheidenentzündung, „Tennisarm"; bewährt bei Nagelwachstumsstörungen mit brüchigen, gerillten Nägeln, Pilzbefall und Nagelbettentzündung

SELBSTBEHANDLUNG:
- Wachstumsschmerzen, *Seite 92*

Acidum nitricum | Salpetersäure

ANWENDUNGSGEBIETE: Erkrankungen der Verdauungsorgane, Nieren und Blase

LEITSYMPTOME: gerät leicht in Wut, weiß, wie man sich vor Schularbeiten drückt, kann sehr „ätzend" reagieren; neigt zu Erkältungen; Entzündungen meist am Übergang von Haut zu Schleimhaut, wie z.B. eingerissene Mundwinkel; häufig leicht blutende Bläschen auf der Mundschleimhaut (Aphthen), Mundgeruch, Speichelfluss; schmerzhafte Risse am After; stechende Schmerzen im Genitalbereich, übel riechender, dunkler Urin

SELBSTBEHANDLUNG:
- Erkrankungen im Mundraum, *Seite 54*
- Verstopfung, Analfissuren (Aftereinrisse), *Seite 80*

A

- wiederkehrende Blasen- und Harnwegsentzündung, Harnreflux, *Seite 83*
- Pendelhoden, Vorhautverklebung, Scheidenentzündung, *Seite 85*

Acidum phosphoricum | Phosphorsäure

ANWENDUNGSGEBIETE: seelische Konflikte, Beschwerden am Bewegungsapparat
LEITSYMPTOME: geistig und körperlich überanstrengt, was sich beim Kind als Müdigkeit und Erschöpfung äußert, wirkt vergesslich, ist unkonzentriert, fühlt sich (schulisch) überfordert; bei Anstrengung schwitzt es sofort; Knochen- und Muskelschmerzen
SELBSTBEHANDLUNG:
- Wachstumsschmerzen, *Seite 92*

Acidum sarcolacticum | Milchsäure

ANWENDUNGSGEBIETE: muskuläre Beschwerden
LEITSYMPTOME: schmerzhafte Muskelverhärtungen durch Überanstrengung, vor allem in Oberschenkel und Waden, kann sich kaum bewegen; bewährt bei Schreibkrampf der Hand
SELBSTBEHANDLUNG:
- Muskelkater, Muskelkrämpfe, *Seite 89*

Aconitum napellus | Eisenhut

ANWENDUNGSGEBIETE: Folgen seelischer Ereignisse, fieberhafte Infekte und Entzündungen
LEITSYMPTOME: plötzlich auftretende Beschwerden mit Fieber, blasse Gesichtsfarbe, Ohnmachtsneigung, große innere Unruhe und Angst, glaubt sterben zu müssen; Angstzustände infolge eines bedrohlich erscheinenden Ereignisses, das Kind ist völlig aus dem Lot und reagiert kopflos, spontanes Einnässen oder Einkoten auch für längere Zeit nach einem Schreck oder schockierenden Erlebnis
SELBSTBEHANDLUNG:
- Neugeborene: Schreckzustand, Harnverhalten, *Seite 19*
- Drei-Tage-Fieber, *Seite 20*
- Angst- und Unruhezustände, *Seite 38*
- Zahnungsbeschwerden, Zahnschmerzen, *Seite 56*
- Heiserkeit, Kehlkopfentzündung, Pseudo-Krupp, *Seite 57*
- Erkältungskrankheiten, fieberhafter Infekt, *Seite 69*
- operative Eingriffe, *Seite 106*
- Schreck- und Schockfolgen, *Seite 109*

Aethusa cynapium | Hundspetersilie

ANWENDUNGSGEBIETE: Verdauungsstörungen, (Mutter-)Milchunverträglichkeit
LEITSYMPTOME: Erbrechen, schweißig und erschöpft, will aber danach wieder essen; Erbrechen sofort nach Milchtrinken, grünlicher Durchfall; Ursachen sind häufig Unverträglichkeit von Milch, Eiweiß oder Gluten, Zahnung oder Sommerhitze (Sommerdurchfälle); wichtiges Mittel bei Verkrampfung des Magenpförtners (Pylorospasmus)
SELBSTBEHANDLUNG:
- Neugeborene: Muttermilchunverträglichkeit, *Seite 18*

MITTELBESCHREIBUNGEN VON A BIS Z

➡ Übelkeit, Erbrechen, Magenverstimmung, *Seite 77*
➡ Nahrungsmittelunverträglichkeit, *Seite 79*

Agaricus | Fliegenpilz

ANWENDUNGSGEBIETE: Verhaltensauffälligkeiten, Folgen einer Erfrierung, Frostbeulen
LEITSYMPTOME: je mehr Aufgaben (z. B. Klassenarbeiten) anstehen, desto „hippeliger" ist das Kind, da es sich überfordert fühlt; Bewegungsdrang, kann nicht still sitzen, kann sich nicht konzentrieren und nichts merken; spricht undeutlich, verhaspelt sich; die Augenlider zucken ständig, macht Tic-ähnliche Bewegungen (zwanghafte Zuckungen); bewährt bei Entwicklungsverzögerung; wichtiges Mittel bei Frostbeulen
SELBSTBEHANDLUNG:
➡ ADHS, *Seite 30*
➡ Lernschwierigkeiten, Konzentrationsstörungen, *Seite 34*
➡ Stottern, Verhaspeln, undeutliches Sprechen, *Seite 42*
➡ Verkühlung, Erfrierung, Frostbeulen, *Seite 108*

Alumina | Aluminiumoxid

ANWENDUNGSGEBIETE: Nahrungsmittelunverträglichkeit, Magen-Darm-Erkrankungen, Hautausschläge
LEITSYMPTOME: meist schlankes, „dünnes" Kind, das schlecht trinkt, oft Heißhunger; harter, trockener Stuhlgang, klebt wie Kitt in der Windel („schmiert"), muss stark pressen; Risse am After; trockene, rissige Haut mit Ekzemneigung; Ursache ist häufig Babynahrung, die nicht vertragen wird

SELBSTBEHANDLUNG:
➡ Verstopfung, Analfissuren (Aftereinrisse), *Seite 80*

Ammonium carbonicum | Ammoniumkarbonat

ANWENDUNGSGEBIET: entzündliche Erkrankungen der Atemwege und der Haut
LEITSYMPTOME: anfangs wässriger, dann dicklicher Nasenschleim; anhaltend verschleimter Husten mit reichlich zähem Auswurf; jeder Infekt setzt sich auf den Bronchien fest
SELBSTBEHANDLUNG:
➡ Masern, *Seite 24*
➡ schleimiger Husten, *Seite 67*

Antimonium crudum/ Stibium sulfuratum nigrum |
Schwarzer Spießglanz oder Antimonsulfid

ANWENDUNGSGEBIETE: Verhaltensauffälligkeit, Erkrankungen des Magen-Darm-Trakts, Hautausschläge und Warzen
LEITSYMPTOME: will nicht angeschaut werden, verweigert den Kontakt, ist schnell beleidigt und oft mürrisch, launische Stimmung; neigt zu Übergewicht, gieriges „Überessen", auch von Saurem, danach Erbrechen ohne Besserung; bläschenartiger Ausschlag, schmerzhafte Schrunden und Risse; bewährt bei (Dorn-) Warzen und Hühneraugen
SELBSTBEHANDLUNG:
➡ Windpocken, *Seite 27*
➡ Kontaktschwierigkeiten, *Seite 32*
➡ Übelkeit, Erbrechen, Magenverstimmung, *Seite 77*

A

Apis mellifica | Honigbiene

ANWENDUNGSGEBIETE: allergische und entzündliche Erkrankungen der Atemwege und Geschlechtsorgane, Hautentzündungen mit Schwellungen, Zysten

LEITSYMPTOME: ausgeprägter Bewegungsdrang, kann nicht still sitzen; mag bei akut fieberhaften Erkrankungen trotz Fieber nichts trinken, blassrote Schwellung der Haut (Nesselsucht, Allergie) sowie der Schleimhaut (Ohren, Nase, Mandeln, Rachen, Bronchien, Genitalbereich); Schwellung der Augenlider mit Brennen und Jucken, Tränenfluss; Mittel löst Flüssigkeit aus Hohlräumen (Paukenerguss) heraus, bewährt bei „Wasserbruch" (Hydrocele), beim Gelenkschnupfen

SELBSTBEHANDLUNG:
- Mumps, *Seite 22*
- Scharlach, *Seite 26*
- Paukenerguss, Tubenkatarrh, *Seite 52*
- Tierhaarallergie, *Seite 63*
- Pendelhoden, Vorhautverklebung, Scheidenentzündung, *Seite 85*
- allergische Hautreaktion, Nesselsucht, Läuse- und Milbenbefall, *Seite 97*
- Insektenstiche, Zeckenbisse, Quallen, *Seite 105*

Aralia racemosa | Amerikanische Narde

ANWENDUNGSGEBIETE: allergische Atemwegserkrankungen

LEITSYMPTOME: Niesanfälle; Reizhusten mit Atemnot, muss aufrecht sitzen, Trockenheit im Mund- und Rachenraum; Neigung zu Asthma

SELBSTBEHANDLUNG:
- Tierhaarallergie, *Seite 63*
- irritables Bronchialsystem, Asthma bronchiale, *Seite 68*

Argentum nitricum | Silbernitrat

ANWENDUNGSGEBIETE: seelische Beschwerden, Herz-Kreislauf-Beschwerden, akute und chronische Magen- und Darmerkrankungen

LEITSYMPTOME: der Zappelphilipp mit hektischem Verhalten und großer Unruhe, nervös, leidet unter Vorahnungen und Ängsten, wie z. B. Lampenfieber, was sich in Durchfall, häufigem Wasserlassen und heftigem Herzklopfen zeigt; hat Angst und Schwindel in großen Höhen, auf Brücken und Türmen, Höhenangst; isst hastig und viel, unbedingt etwas Süßes, was hörbare Blähungen verursacht

SELBSTBEHANDLUNG:
- ADHS, *Seite 31*
- Lampenfieber, Prüfungsangst, Nervosität, *Seite 33*
- Schlafstörungen, *Seite 35*
- Schwindel, Unwohlsein, *Seite 47*
- Reizblase, *Seite 84*

Arnica montana | Arnika

ANWENDUNGSGEBIETE: emotionale und körperliche Verletzungen, arterielle und venöse Blutgefäßerkrankungen, Muskelschmerzen und Hautausschläge

LEITSYMPTOME: bei Folgen von Schreck, Schock und Verletzung durch Knall, anhaltenden Lärm (Hörschaden), Schlag,

MITTELBESCHREIBUNGEN VON A BIS Z

Stoß, Sturz (Unfall, Verletzung) und Überanstrengung (Muskelkater, Muskelfaserriss); möchte allein gelassen und nicht angefasst werden
SELBSTBEHANDLUNG:
- Neugeborene: Geburtsverletzung, *Seite 18*
- Hörschwäche, Ohrgeräusche, Gehörschaden, *Seite 53*
- Zahnungsbeschwerden, Zahnschmerzen, *Seite 56*
- Muskelkater, Muskelkrämpfe, *Seite 89*
- Wachstumsschmerzen, *Seite 92*
- operative Eingriffe, *Seite 106*
- Schreck- und Schockfolgen, *Seite 109*
- Knochenbrüche, Gehirnerschütterung, *Seite 110*
- Nasenbluten, Blutungen, *Seite 111*
- Verletzungen, Wunden, Bluterguss, *Seite 112*

Arundo donax | Pfahlrohr

ANWENDUNGSGEBIETE: allergische Atemwegserkrankungen
LEITSYMPTOME: extremer Juckreiz an Nase, Augen, im Rachenraum, Gehörgang und in den Ohren; will sich ständig kratzen; Neigung zu Hautausschlägen und juckender Hautreizung
SELBSTBEHANDLUNG:
- Heuschnupfen, Hausstaubmilbenallergie, *Seite 62*

Barium carbonicum | Bariumkarbonat

ANWENDUNGSGEBIETE: Entwicklungsverzögerung, Abwehrschwäche mit wiederkehrenden Infekten und Lymphknotenschwellungen, Hautausschläge

LEITSYMPTOME: fülliges Kind mit großem Appetit, „fremdelt", wirkt verzagt und unentschlossen, vergisst viel in der Schule, oft verzögerte Entwicklung; stark geschwollene Mandeln mit vergrößerten Lymphknoten, große Rachenmandel, atmet durch den Mund, ist ständig verschleimt, hört schlecht, mangelnder Kieferschluss (Zahnspange)
SELBSTBEHANDLUNG:
- Infektanfälligkeit, *Seite 70*

Barium jodatum | Bariumjodid

ANWENDUNGSGEBIETE: entzündete und vergrößerte Mandeln, Polypen, Paukenerguss (siehe Seite 149)
LEITSYMPTOME: Kind hat großen Appetit, wird aber kaum schwerer; körperlicher und geistiger Spätentwickler; vergrößerte Mandeln, auch im Rachen, atmet durch den Mund, nächtliches Schnarchen
SELBSTBEHANDLUNG:
- vergrößerte Mandeln, Polypen, *Seite 59*
- Infektanfälligkeit, *Seite 70*

Belladonna | Tollkirsche

ANWENDUNGSGEBIETE: fieberhafte Infekte, Entzündungen an Augen und Ohren, Bronchitis, Krämpfe im Magen-Darm-Trakt, Entzündungen der Harnblase und der Genitalorgane, Hautentzündungen, Sonnenbrand
LEITSYMPTOME: plötzlich auftretendes Fieber, heißes, hochrotes Gesicht, Brennschmerz, hochrote Entzündung an Haut und Schleimhäuten (Augen, Ohren, Mandeln, Atemwege,

B

Harnwege, Genitalbereich); klopfende Kopfschmerzen, kolikartige Schmerzen

SELBSTBEHANDLUNG:
- Drei-Tage-Fieber, *Seite 20*
- Keuchhusten, *Seite 21*
- Pfeiffersches Drüsenfieber, *Seite 23*
- Röteln, Ringelröteln, *Seite 25*
- Scharlach, *Seite 26*
- Windpocken, *Seite 27*
- Augenbeschwerden, Bindehautentzündung, *Seite 48*
- Gerstenkorn, Lidrandentzündung, *Seite 49*
- Ohrenschmerzen, Mittelohrentzündung, *Seite 51*
- Schluckbeschwerden, Halsschmerzen, Mandelentzündung, *Seite 58*
- trockener Husten, *Seite 66*
- Erkältungskrankheiten, fieberhafter Infekt, *Seite 69*
- akute Blasen- und Harnwegsentzündung, *Seite 82*
- Abszess, Eiterflechte, Furunkel, Nagelbettentzündung, *Seite 96*
- Sonnenallergie, Sonnenbrand, Sonnenstich, Verbrennung, *Seite 107*

Bellis perennis | Gänseblümchen

ANWENDUNGSGEBIETE: Verletzungen aller Art, Hautausschläge

LEITSYMPTOME: Hauteinblutungen, blaue Flecken, z.B. durch Kneifen oder Knuffen; eingeklemmter Finger

SELBSTBEHANDLUNG:
- Nasenbluten, Blutungen, *Seite 111*
- Verletzungen, Wunden, Bluterguss, *Seite 112*

Borax

ANWENDUNGSGEBIETE: Übelkeit bei Abwärtsbewegung (z.B. Fahrstuhl, Landeanflug, Wippschaukel), wiederkehrende Schleimhautentzündungen, Hautausschläge

LEITSYMPTOME: will nicht allein (ein-)schlafen, allgemein ängstlich, lärmempfindlich (Gewitter); Übelkeit und Brechreiz bei Abwärtsbewegungen, es fährt „in den Bauch"; leicht blutende Mundschleimhaut mit weißlichen Bläschen und rötlichem Hof (Aphthen, Soor); Candidapilzbefall der Scheide mit weißlich-klebrigem Ausfluss; verkrustete Kopfhaut, Haare wie verfilzt, trockene, juckende Haut

SELBSTBEHANDLUNG:
- Erkrankungen im Mundraum, *Seite 54*
- Reisekrankheit, *Seite 76*
- Neurodermitis (endogenes Ekzem), Hautausschlag, *Seite 99*

Bryonia cretica | Zaunrübe

ANWENDUNGSGEBIETE: Kopfschmerzen, akute, auch fieberhafte Entzündungen der Atemwege, Magen-Darm-Erkrankungen, Schmerzzustände, Verletzungsfolgen

LEITSYMPTOME: gereizt, ärgerlich, will in Ruhe gelassen werden, bei Aufregung verkrampft sich die Rückenmuskulatur, heftigste Schmerzen, vermeidet ängstlich jede Bewegung und Berührung, bei Rippen- oder Knochenprellung

MITTELBESCHREIBUNGEN VON A BIS Z

SELBSTBEHANDLUNG:
- Masern, *Seite 24*
- Schiefhals, Verrenkung, *Seite 90*
- Zerrung, Verstauchung, Prellung, *Seite 113*

Calcium carbonicum | Austernschalenkalk

ANWENDUNGSGEBIETE: seelische Konflikte; wiederkehrende Atemwegsinfekte, Abwehrschwäche, Erkrankungen der Augen und Ohren, des Magen-Darm-Trakts, Wirbelsäulen- und Gelenkbeschwerden, Hautausschläge

LEITSYMPTOME: reagiert auf Fremde ängstlich, schüchtern, fühlt sich nur in bekannter Umgebung wohl, fasst aber rasch Zutrauen und lacht, ein richtiger „Wonneproppen" mit seinen oft roten, zur Entzündung neigenden Bäckchen; isst gerne, reichlich Eiergerichte und Süßspeisen; verträgt keine (Mutter-)Milch und nichts Fettes, neigt zu Übergewicht, schlechte Verdauung mit Verstopfung; ist ständig erkältet, leidet meist an Atemwegsinfekten; körperliche und intellektuelle Entwicklung gegenüber Gleichaltrigen oft verzögert

SELBSTBEHANDLUNG:
- Neugeborene: Neugeborenenakne, *Seite 19*
- Röteln, Ringelröteln, *Seite 25*
- Lernschwierigkeiten, Konzentrationsstörungen, *Seite 34*
- Überforderung, Schwäche, Müdigkeit, *Seite 36*
- Essstörungen, *Seite 41*
- Sehfehler, *Seite 50*
- Hörschwäche, Ohrgeräusche, Gehörschaden, *Seite 53*
- gestörte Zahnentwicklung, *Seite 55*
- vergrößerte Mandeln, Polypen, *Seite 59*
- Infektanfälligkeit, *Seite 70*
- Bein- und Fußfehlstellungen, Hüftdysplasie, *Seite 88*
- Entwicklungsstörungen, Rachitisvorbeugung, *Seite 91*
- Milchschorf, Gneis, *Seite 98*
- Windeldermatitis, Wundsein, Hautpilz, *Seite 100*

Calcium fluoratum | Calciumfluorid

ANWENDUNGSGEBIETE: Erkrankungen von Haut, Haaren, Nägeln und Zähnen, zur Vorbeugung von Rachitis, Bindegewebsschwäche, Schilddrüsenfehlfunktion

LEITSYMPTOME: feingliedriges Kind mit hektischem Verhalten; nimmt trotz gutem Appetit kaum zu; Schilddrüsenüberfunktion; verzögertes Zahnen, weicher Zahnschmelz, kariöse Zähne, Zahnfleischentzündung mit Fistel; Nagelwachstumsstörungen, dünnes Haar; oft „ausgekugelte" Gelenke

SELBSTBEHANDLUNG:
- gestörte Zahnentwicklung, *Seite 55*
- Entwicklungsstörungen, Rachitisvorbeugung, *Seite 91*
- Zerrung, Verstauchung, Prellung, *Seite 113*

Calcium jodatum | Calciumjodid

ANWENDUNGSGEBIETE: Erkältungsneigung bei vergrößerten Mandeln, Polypen

LEITSYMPTOME: atmet durch den Mund, Mundgeruch, gehäuft auftretende Mandelentzündungen, gelblicher Nasenschleim, vergrößerte Lymphknoten

SELBSTBEHANDLUNG:
- Röteln, Ringelröteln, *Seite 25*
- Paukenerguss, Tubenkatarrh, *Seite 52*
- vergrößerte Mandeln, Polypen, *Seite 59*

Calcium phosphoricum | Calciumphosphat

ANWENDUNGSGEBIETE: Verhaltensauffälligkeiten, Abwehrschwäche, Erkrankungen der Atemwege, des Magen-Darm-Trakts und des Bewegungsapparats

LEITSYMPTOME: sehr lebhaft und sensibel, kann sich schlecht konzentrieren, macht viele Leichtsinnsfehler, leidet unter Schulkopfschmerzen; gehäuft Atemwegsinfekte bei vergrößerten Mandeln; rasche Erschöpfung durch das schnelle Wachstum, ist „hochgeschossen" mit schlaffer Haltung, leidet unter Wirbelsäulenbeschwerden und Wachstumsschmerzen; bewährt zur Heilung von Knochenbrüchen

SELBSTBEHANDLUNG:
- Daumenlutschen, Nägelkauen, *Seite 40*
- Kopfschmerzen, Migräne, *Seite 46*
- Infektanfälligkeit, *Seite 70*
- Appetitlosigkeit, Gedeihstörungen, *Seite 74*
- Bein- und Fußfehlstellungen, Hüftdysplasie, *Seite 88*
- Entwicklungsstörungen, Rachitisvorbeugung, *Seite 91*
- Wachstumsschmerzen, *Seite 92*
- Wirbelsäulenbeschwerden, Haltungsfehler, Skoliose, *Seite 93*
- Knochenbrüche, Gehirnerschütterung, *Seite 110*

Calendula officinalis | Ringelblume

ANWENDUNGSGEBIETE: Hautverletzungen, Wundheilungsstörungen

LEITSYMPTOME: Riss- und Schürfwunden, schlechte Heilungstendenz, neigt zu wulstiger Narbenbildung, Narbenschmerzen

SELBSTBEHANDLUNG:
- Neugeborene: Nabelentzündung, *Seite 19*
- Verletzungen, Wunden, Bluterguss, *Seite 112*

Cantharis | Spanische Fliege

ANWENDUNGSGEBIETE: akute Erkrankungen der Harnwege, hitzebedingte Hautverletzungen

LEITSYMPTOME: brennende Schmerzen in Blase und Harnröhre, anhaltender Harndrang mit Bauchkrämpfen; bei großen Hautblasen, nach Verbrennungen zur Vermeidung von Narben

SELBSTBEHANDLUNG:
- akute Blasen- und Harnwegsentzündung, *Seite 82*
- Sonnenallergie, Sonnenbrand, Sonnenstich, Verbrennung, *Seite 107*

Capsicum annuum | Spanischer Pfeffer

ANWENDUNGSGEBIETE: seelische Konflikte, Abwehrschwäche, akute Hals- und Ohrenentzündung

LEITSYMPTOME: Trennungsschmerz und Heimweh, worauf das Kind mit Trotz reagiert, will in Ruhe gelassen werden, ist beleidigt; Ohr- und Mandelentzündung

SELBSTBEHANDLUNG:
- Verstimmungszustände, *Seite 43*

MITTELBESCHREIBUNGEN VON A BIS Z

Carbo vegetabilis | Holzkohle

ANWENDUNGSGEBIETE: Erkrankungen des Verdauungstrakts
LEITSYMPTOME: stark geblähter Bauch, Aufstoßen, übel riechende, heftige Blähungen, kolikartige Bauchkrämpfe, fette Speisen und Milch verstärken die Beschwerden
SELBSTBEHANDLUNG:
- Drei-Monats-Koliken, Bauchkrämpfe, Blähungen, *Seite 75*

Cardiospermum halicacabum | Herzsame

ANWENDUNGSGEBIETE: allergische und entzündliche Atemwegs- und Hauterkrankungen, Schmerzen am Bewegungsapparat; das „homöopathische Cortison"
LEITSYMPTOME: Augenjucken, Fließschnupfen, stark juckende Hautquaddeln, trockene oder nässende, stark entzündete Haut mit heftigem Juckreiz, Muskel- und Gelenkschmerzen, „Gelenkschnupfen"; hohe Allergiebereitschaft
SELBSTBEHANDLUNG:
- Tierhaarallergie, *Seite 63*
- allergische Hautreaktion, Nesselsucht, Läuse- und Milbenbefall, *Seite 97*
- Neurodermitis (endogenes Ekzem), Hautausschlag, *Seite 99*

Causticum | Ätzkalk

ANWENDUNGSGEBIETE: seelische Beschwerden, Erkrankungen der Atem- und Harnwege, Hautleiden
LEITSYMPTOME: übersensibel, sehr mitfühlend, ausgeprägter Gerechtigkeitssinn, wie gelähmt vor Kummer; Blasenentzündungen und Einnässen, was durch seelische Ereignisse verstärkt wird; isst gern Gesalzenes und Geräuchertes; trocken schuppende, schrundige Haut, Ekzeme, Wundheilungsstörung mit Narben, Verbrennungswunden; harte, rissige Warzen
SELBSTBEHANDLUNG:
- Bettnässen, *Seite 39*
- Heiserkeit, Kehlkopfentzündung, Pseudo-Krupp, *Seite 57*
- Warzen, *Seite 101*
- Sonnenallergie, Sonnenbrand, Sonnenstich, Verbrennung, *Seite 107*

Ceanothus americanus | Seckelblume

ANWENDUNGSGEBIETE: Erkrankungen der Milz und des Lymphsystems, Abwehrschwäche
LEITSYMPTOME: vergrößerte Leber und Milz durch anhaltenden Infekt; Appetitlosigkeit, nimmt an Gewicht ab; zur „Ausleitung" des Infekts
SELBSTBEHANDLUNG:
- Pfeiffersches Drüsenfieber, *Seite 23*

Chamomilla recutita | Kamille

ANWENDUNGSGEBIETE: seelische Konflikte, Schmerzzustände, Zahnungsbeschwerden, fieberhafte Infekte der Atemwege, krampfartige Magen-Darm-Erkrankungen, Beschwerden der weiblichen Geschlechtsorgane
LEITSYMPTOME: gereizt, unleidig, lässt sich kaum beruhigen, will ständig etwas Neues, wirft es wütend und trotzig weg, stampft mit den Füßen, möchte getragen werden; zeigt ungerechtfertigte Reaktionen, Wangen meist einseitig gerötet, sehr

schwitzig, muss immer etwas zum Trinken haben; Schmerzen sind so heftig, dass sie nicht mehr ertragen werden können: das Zahnen, die Ohrenschmerzen, die Blähungskolik, die frühe Periodenblutung

SELBSTBEHANDLUNG:
- Drei-Tage-Fieber, *Seite 20*
- Verhaltensauffälligkeiten, *Seite 37*
- Ohrenschmerzen, Mittelohrentzündung, *Seite 51*
- Zahnungsbeschwerden, Zahnschmerzen, *Seite 56*
- Erkältungskrankheiten, fieberhafter Infekt, *Seite 69*
- Durchfall, Magen-Darm-Infekt, *Seite 78*
- Windeldermatitis, Wundsein, Hautpilz, *Seite 100*

China | Chinarindenbaum

ANWENDUNGSGEBIETE: Erkrankungen des Verdauungstrakts, verzögerte Genesung

LEITSYMPTOME: Schwächezustand mit mangelnder körperlicher und seelischer Belastungsfähigkeit, z.B. nach starkem Durchfall, auch bei verzögerter Genesung nach Blutverlust oder Operation; verlangt nach Leckereien, großer Appetit im Wechsel mit Appetitlosigkeit; nach dem Essen schäumender, gelblicher Durchfall mit stinkenden Blähungen, auch bedingt durch Milchunverträglichkeit

SELBSTBEHANDLUNG:
- Nahrungsmittelunverträglichkeit, *Seite 79*
- operative Eingriffe, *Seite 106*

Chininum arsenicosum | Chininarsenit

ANWENDUNGSGEBIETE: Abwehrschwäche, verzögerte Rekonvaleszenz, Appetitlosigkeit

LEITSYMPTOME: infektbedingte, anhaltende Lebervergrößerung, Druckgefühl im Oberbauch, immer wieder erhöhte Temperatur, neigt zu Durchfall; fühlt sich geschwächt

SELBSTBEHANDLUNG:
- Pfeiffersches Drüsenfieber, *Seite 23*

Cina | Wurmsame

ANWENDUNGSGEBIETE: Wurmbefall, Augenleiden

LEITSYMPTOME: unwirsches, abweisendes Verhalten, bräunliche Augenringe, meist im Zusammenhang mit Wurmbefall, blasses Mund-Dreieck; bohrt in der Nase wegen Juckreiz, wechselt rasch die Gesichtsfarbe; nächtliches Zähneknirschen

SELBSTBEHANDLUNG:
- Sehfehler, *Seite 50*
- Wurmbefall, *Seite 81*

Clematis recta | Waldrebe

ANWENDUNGSGEBIETE: Infektanfälligkeit, Hautausschläge

LEITSYMPTOME: stark gerötete Haut, auch mit vielen kleinen Bläschen; Lymphknotenschwellung, weil häufig erkältet mit Schnupfen und Halsweh

SELBSTBEHANDLUNG:
- Windeldermatitis, Wundsein, Hautpilz, *Seite 100*

MITTELBESCHREIBUNGEN VON A BIS Z

Cocculus | Kockelskörner

ANWENDUNGSGEBIETE: seelische Konflikte, Erkrankungen des Verdauungstrakts, der weiblichen Geschlechtsorgane, Nervenschmerzen

LEITSYMPTOME: Reisekrankheit mit Übelkeit und Schwindelgefühl bei der geringsten Bewegung, Leeregefühl im Kopf; neigt zu nervöser Erschöpfung und Reizbarkeit, klagt über Kopfschmerzen, auch als Folge von Schlafmangel und Jetlag

SELBSTBEHANDLUNG:
- Schwindel, Unwohlsein, *Seite 47*
- Reisekrankheit, *Seite 76*

Coccus cacti | Cochenillelaus

ANWENDUNGSGEBIETE: Erkrankungen der Atem- und Harnwege

LEITSYMPTOME: krampfartiger Husten, zäher Schleim, Gefühl, als ob das Kind einen Faden im Hals hätte, würgt, um den Schleim herauszubekommen

SELBSTBEHANDLUNG:
- Keuchhusten, *Seite 21*
- schleimiger Husten, *Seite 67*

Coffea arabica | Kaffeebohne

ANWENDUNGSGEBIETE: Verhaltensauffälligkeiten, Schlafprobleme

LEITSYMPTOME: ist wie überdreht, verhaspelt sich beim Sprechen, ist völlig nass geschwitzt; lässt sich abends nicht beruhigen, will nicht zu Bett gehen, auch bedingt durch Vorfreude

SELBSTBEHANDLUNG:
- Lampenfieber, Prüfungsangst, Nervosität, *Seite 33*
- Schlafstörungen, *Seite 35*

Colocynthis | Koloquinte

ANWENDUNGSGEBIETE: seelische Beschwerden, Nervenschmerzen, krampfartige Schmerzzustände am Verdauungstrakt und an den Harnwegen

LEITSYMPTOME: kann sogar wegen Kleinigkeiten sehr zornig werden und reagiert mit einem Wutanfall; zieht bei krampfartigen Bauchschmerzen die Beine an (Drei-Monats-Koliken); Blähungskolik mit Durchfall, legt sich auf den Bauch; Auslöser sind häufig Aufregung und Überforderung

SELBSTBEHANDLUNG:
- Drei-Monats-Koliken, Bauchkrämpfe, Blähungen, *Seite 75*
- Durchfall, Magen-Darm-Infekt, *Seite 78*

Cuprum metallicum | Kupfer

ANWENDUNGSGEBIETE: seelische Konflikte, Muskelkrämpfe, krampfartige Magen-Darm-Erkrankungen, chronisches Leber- und Nierenleiden, Hautausschläge, Nahrungsmittelallergie

LEITSYMPTOME: Bauchweh mit Erbrechen und grünlichen Durchfällen, ist erschöpft, verschluckt sich; Muskelkrämpfe, Krampfzustand des Magenpförtners (Pylorospasmus); nächtliches Zähneknirschen, auch als Folge von emotionalen Ereignissen (Schreck); Hautausschläge im Wechsel mit Durchfällen

SELBSTBEHANDLUNG:
- Keuchhusten, *Seite 21*

- Drei-Monats-Koliken, Bauchkrämpfe, Blähungen, *Seite 75*
- Nahrungsmittelunverträglichkeit, *Seite 79*
- Muskelkater, Muskelkrämpfe, *Seite 89*

Cuprum oxydatum nigrum | Kupferoxid

ANWENDUNGSGEBIETE: Darmbefall mit Würmern unterschiedlichster Art
LEITSYMPTOME: spezielles Mittel als Wurmkur
SELBSTBEHANDLUNG:
- Wurmbefall, *Seite 81*

Cypripedium | Frauenschuh

ANWENDUNGSGEBIETE: Ruhelosigkeit, Schlafstörungen, Unruhezustände
LEITSYMPTOME: singt, spielt und lacht mitten in der Nacht, will unbedingt von den Eltern unterhalten werden, lässt sich nur schwer wieder in den Schlaf bringen
SELBSTBEHANDLUNG:
- Schlafstörungen, *Seite 35*

Dioscorea villosa | Yamswurzel

ANWENDUNGSGEBIETE: krampfartige Schmerzzustände
LEITSYMPTOME: Bauchschmerzen besonders um den Nabel, streckt sich nach hinten, schließt die Finger zu Fäusten; übel riechende Blähungen, meist mit Durchfall; oft Folge eines Ernährungsfehlers oder bei Nahrungsumstellung
SELBSTBEHANDLUNG:
- Drei-Monats-Koliken, Bauchkrämpfe, Blähungen, *Seite 75*

Drosera | Sonnentau

ANWENDUNGSGEBIETE: akute Atemwegsinfekte
LEITSYMPTOME: kurz aufeinander folgende, krampfartige Hustenanfälle, enden oft mit Brechreiz und Schleimerbrechen; der anhaltende Husten verursacht häufig Nasenbluten, das Kind hat eine heisere Stimme
SELBSTBEHANDLUNG:
- Keuchhusten, *Seite 21*
- schleimiger Husten, *Seite 67*

Dulcamara | Bittersüßer Nachtschatten

ANWENDUNGSGEBIETE: Entzündungen der Ohren, der Atemwege, des Magen-Darm-Trakts, der Harnwege, des Bewegungsapparats, Hautausschläge, Warzen
LEITSYMPTOME: reagiert auf Temperaturunterschiede mit Infektanfälligkeit (Ohren, Atemwege, Harnwege), was durch Nässe und Kälte (Herbst-, Winterzeit) ausgelöst bzw. deutlich verstärkt wird; auffallender Wechsel von Durchfall mit Gelenkschmerzen oder Asthma mit Hautausschlag
SELBSTBEHANDLUNG:
- akute Blasen- und Harnwegsentzündung, *Seite 82*
- Warzen, *Seite 101*
- Verkühlung, Erfrierung, Frostbeulen, *Seite 108*

MITTELBESCHREIBUNGEN VON A BIS Z

Equisetum arvense | Schachtelhalm
ANWENDUNGSGEBIETE: Harnwegserkrankungen
LEITSYMPTOME: rennt ständig zur Toilette, hat das Gefühl einer vollen Blase, Wasserlassen erleichtert nicht, Harn und Stuhl „gehen in die Hose", nächtliches Einnässen
SELBSTBEHANDLUNG:
- Reizblase, *Seite 84*

Euphrasia | Augentrost
ANWENDUNGSGEBIETE: Entzündungen der Augen und Atemwege
LEITSYMPTOME: gerötete, brennende, schmerzende Augen, anfangs trocken, später scharfer Tränenfluss, wässrig-schleimiges Nasensekret; Niesreiz verursacht durch Infekt oder Allergie
SELBSTBEHANDLUNG:
- Masern, *Seite 24*
- Augenbeschwerden, Bindehautentzündung, *Seite 48*

Fabiana imbricata | Pichi-Pichi
ANWENDUNGSGEBIETE: Harnwegserkrankungen
LEITSYMPTOME: Schmerzen, Wundheitsgefühl bei und nach dem Wasserlassen, Schmerzen im Nierenbereich, bei gehäuften Harnwegsentzündungen durch in die Nieren zurückfließenden Urin (Harnreflux-Krankheit)
SELBSTBEHANDLUNG:
- wiederkehrende Blasen- und Harnwegsentzündung, Harnreflux, *Seite 83*

Ferrum metallicum | Eisen
ANWENDUNGSGEBIETE: seelische Konflikte, Erschöpfungszustände, Erkrankungen des Herz-Kreislauf-Systems, der Atemwege, des Magen-Darm-Trakts, der weiblichen Geschlechtsorgane
LEITSYMPTOME: nervös, gereizt, leicht gerötete Wangen im Wechsel mit Blässe; ist rasch erschöpft, neigt zu Eisenmangel; friert leicht, hat wenig Appetit; bewährt bei den Folgen von Infektanfälligkeit, Überanstrengung, zu raschem Wachstum und sehr früher Periodenblutung
SELBSTBEHANDLUNG:
- Überforderung, Schwäche, Müdigkeit, *Seite 36*
- Kopfschmerzen, Migräne, *Seite 46*
- Schwindel, Unwohlsein, *Seite 47*
- Kreislaufbeschwerden, niedriger Blutdruck, *Seite 71*
- Reizblase, *Seite 84*

Ferrum phosphoricum | Eisenphosphat
ANWENDUNGSGEBIETE: Abwehrschwäche, fieberhafte Erkrankungen, Entzündungen der Ohren und Atemwege
LEITSYMPTOME: akuter, fieberhafter Infekt beeinträchtigt kaum, spielt sogar, die Gesichtsfarbe wechselt rasch; Schnupfen und Erkältung schlagen sich aufs Ohr; hat häufig Ohrenschmerzen und Mittelohrentzündungen; neigt zu Blutarmut und nervöser Erschöpfung
SELBSTBEHANDLUNG:
- Drei-Tage-Fieber, *Seite 20*
- Röteln, Ringelröteln, *Seite 25*
- Windpocken, *Seite 27*

G

- Ohrenschmerzen, Mittelohrentzündung, *Seite 51*
- Schnupfen, *Seite 60*
- Erkältungskrankheiten, fieberhafter Infekt, *Seite 69*

Ferrum picrinicum | Pikrinsaures Eisen

ANWENDUNGSGEBIETE: Warzen
LEITSYMPTOME: kleine, flache, hautfarbene, in Gruppen stehende Warzen, die nicht verhornen (Dellwarzen)
SELBSTBEHANDLUNG:

- Warzen, *Seite 101*

Galphimia glauca

ANWENDUNGSGEBIETE: allergische Erkrankungen der Haut und Schleimhäute (Heuschnupfen, Tierhaarallergie, Asthma); baut Allergieneigung ab
LEITSYMPTOME: Tränenfluss; Fließschnupfen mit anhaltendem Niesen, „fließt förmlich aus"; erschwerte Atmung
SELBSTBEHANDLUNG:

- Heuschnupfen, Hausstaubmilbenallergie, *Seite 62*

Gelsemium sempervirens | Gelber Jasmin

ANWENDUNGSGEBIETE: seelische Konflikte, akute fieberhafte Infekte, zur Ausleitung insbesondere nach Virusinfekten und verzögerter Genesung, Impffolgen
LEITSYMPTOME: zittrige Schwäche, ist ohne Energie; träumt vor sich hin, ist bei Klassenarbeiten wie gelähmt (Black-out), ältere Kinder klagen über Kopfschmerzen (Nacken); fieberhafter Infekt meist mit dunkelrotem Gesicht, mag nichts trinken, kann kaum die Augen offen halten; Beschwerden infolge von Aufregung, Schreck oder Schock sowie nach Virusinfekten
SELBSTBEHANDLUNG:

- Drei-Tage-Fieber, *Seite 20*
- ADHS, *Seite 31*
- Lampenfieber, Prüfungsangst, Nervosität, *Seite 33*
- Überforderung, Schwäche, Müdigkeit, *Seite 36*
- Stottern, Verhaspeln, undeutliches Sprechen, *Seite 42*
- Kopfschmerzen, Migräne, *Seite 46*
- Erkältungskrankheiten, fieberhafter Infekt, *Seite 69*
- Impfungen, Impffolgen, *Seite 104*
- Schreck- und Schockfolgen, *Seite 109*

Glonoinum | Nitroglycerin

ANWENDUNGSGEBIETE: hitzebedingte Unfälle
LEITSYMPTOME: hochrotes, später blasses Gesicht, pochende Kopfschmerzen durch zu intensive Sonnenbestrahlung; Sonnenstich, auch zur Nachbehandlung, wenn als Folge immer wieder Kopfschmerzen auftreten
SELBSTBEHANDLUNG:

- Sonnenallergie, Sonnenbrand, Sonnenstich, Verbrennung, *Seite 107*

Graphites | Reißblei

ANWENDUNGSGEBIETE: Schilddrüsenstörungen, chronische Entzündungen vor allem der Augen und Ohren, Magen-Darm-Erkrankungen, Erkrankungen von Haut und Nägeln

MITTELBESCHREIBUNGEN VON A BIS Z

LEITSYMPTOME: Hauptsache ist reichliches Essen und sich nicht bewegen müssen; hat keine Ausdauer; harter, knotiger Stuhl, auch mit Schleim, Einrisse am After; Neigung zu Hautausschlägen mit übel riechender Absonderung oder trockener, rissiger Haut; häufig erkältet mit zähem, gelblichem Schleim
SELBSTBEHANDLUNG:
- **Essstörungen,** Seite 41
- **Verstopfung, Analfissuren (Aftereinrisse),** Seite 80
- **Milchschorf, Gneis,** Seite 98
- **Windeldermatitis, Wundsein, Hautpilz,** Seite 100

Guaiacum | Guajakharz
ANWENDUNGSGEBIETE: Mandel- und Ohrentzündung, Atemwegserkrankungen, Schmerzzustände
LEITSYMPTOME: Hals- und Schluckbeschwerden, Ohrenschmerzen; Mandeln belegt, starker Mundgeruch, Verschleimung im Rachen; schwitzt stark; anfangs trockener, dann zunehmend schleimiger Husten, schmerzhaft und mit übel riechendem Auswurf; stechende, reißende Schmerzen vor allem in den Unterschenkeln bei schnellem Wachstum
SELBSTBEHANDLUNG:
- **Schluckbeschwerden, Halsschmerzen, Mandelentzündung,** Seite 58
- **Wachstumsschmerzen,** Seite 92

Hamamelis virginiana | Zaubernuss
ANWENDUNGSGEBIETE: Blutungen, Hautverletzungen, Venenentzündung

LEITSYMPTOME: spontanes Nasenbluten, dunkelrot; Venenschmerzen und -entzündung, auch durch Infusionstherapie
SELBSTBEHANDLUNG:
- **Nasenbluten, Blutungen,** Seite 111

Haplopappus baylahuen
ANWENDUNGSGEBIETE: Kreislaufbeschwerden, Kopfschmerzen
LEITSYMPTOME: fühlt sich müde, unausgeschlafen, ist bedrückt; kann sich nicht konzentrieren; Schwindel und Schwarzwerden vor den Augen, kann nicht lange Zeit stehen
SELBSTBEHANDLUNG:
- **Schwindel, Unwohlsein,** Seite 47
- **Kreislaufbeschwerden, niedriger Blutdruck,** Seite 71

Harpagophytum procumbens | Teufelskralle
ANWENDUNGSGEBIETE: Erkrankungen des Magen-Darm-Trakts und des Bewegungsapparats
LEITSYMPTOME: Schmerzen in der Wirbelsäule, Muskelverspannungen, Fehlstellung der Wirbelsäule (Skoliose)
SELBSTBEHANDLUNG:
- **Wirbelsäulenbeschwerden, Haltungsfehler, Skoliose,** Seite 93

Hepar sulfuris | Kalkschwefelleber
ANWENDUNGSGEBIETE: eitrige Entzündungen, Abwehrschwäche, Erkrankungen der Atemwege, des Magen-Darm-Trakts, der Harnwege, der Haut und Nägel

LEITSYMPTOME: hochakute Entzündungen mit Eiterbildung, stechende, „splitterartige" Schmerzen bei großer Berührungsempfindlichkeit; neigt zu stark schleimigen Infekten an Augen, Ohren und Atemwegen (Nase und Nebenhöhlen, Bronchien), ist extrem empfindlich gegen Kälte und Zugluft
SELBSTBEHANDLUNG:
- Gerstenkorn, Lidrandentzündung, *Seite 49*
- Paukenerguss, Tubenkatarrh, *Seite 52*
- Heiserkeit, Kehlkopfentzündung, Pseudo-Krupp, *Seite 57*
- Nasennebenhöhlenentzündung, *Seite 61*
- Abszess, Eiterflechte, Furunkel, Nagelbettentzündung, *Seite 96*
- Milchschorf, Gneis, *Seite 98*
- Insektenstiche, Zeckenbisse, Quallen, *Seite 105*

Hydrastis canadensis | Kanadische Gelbwurzel

ANWENDUNGSGEBIETE: Atemwegserkrankungen mit starker Verschleimung
LEITSYMPTOME: gelblicher oder grüner, zäher Nasenschleim, der sich schwer löst, trockener Husten; Druck auf den Ohren mit schlechtem Hören; der anhaltende oder immer wieder auftretende Infekt schwächt das Kind
SELBSTBEHANDLUNG:
- Nasennebenhöhlenentzündung, *Seite 61*

Hyoscyamus niger | Bilsenkraut

ANWENDUNGSGEBIETE: seelische Konflikte, Verhaltensauffälligkeiten, Atemwegsinfekte, das „homöopathische Codein"

LEITSYMPTOME: kann sehr eifersüchtig werden, schimpft lauthals, reagiert mit Trotzphasen; akuter Infekt mit nächtlichem Reizhusten, krampfartig mit beständigem Kitzel
SELBSTBEHANDLUNG:
- Verhaltensauffälligkeiten, *Seite 37*
- trockener Husten, *Seite 66*

Hypericum perforatum | Johanniskraut

ANWENDUNGSGEBIETE: Verletzungen des Nervensystems durch Unfall, Verletzung oder Operation, Geburtsverletzung, Gehirnerschütterung
LEITSYMPTOME: Benommenheitsgefühl, anhaltende Kopfschmerzen mit Übelkeit; Schwindel; einschießende Schmerzen nach zahnärztlicher Behandlung, Schmerzen wie Stromschläge, auch an Druckstellen des eingegipsten Arms
SELBSTBEHANDLUNG:
- Neugeborene: Geburtsverletzung, *Seite 18*
- Zahnungsbeschwerden, Zahnschmerzen, *Seite 56*
- Knochenbrüche, Gehirnerschütterung, *Seite 110*

Ignatia | Ignazbohne

ANWENDUNGSGEBIETE: akute seelische Konflikte mit Auswirkungen auf Atemwege und Magen-Darm-Trakt
LEITSYMPTOME: Heimweh im Schullandheim oder der erste Liebeskummer; solche akuten Kummersituationen bewirken tiefes und lautes Seufzen, bricht in Tränen aus; hat ein Kloßgefühl, dass der Hals wie zugeschnürt ist, seelische und körperliche Beschwerden wechseln sich ab; hat keinen Appetit

MITTELBESCHREIBUNGEN VON A BIS Z

SELBSTBEHANDLUNG:
- Schlafstörungen, *Seite 35*
- Essstörungen, *Seite 41*
- Verstimmungszustände, *Seite 43*
- Kopfschmerzen, Migräne, *Seite 46*
- Übelkeit, Erbrechen, Magenverstimmung, *Seite 77*
- Schreck- und Schockfolgen, *Seite 109*

Ipecacuanha | Brechwurzel

ANWENDUNGSGEBIETE: Atemwegserkrankungen

LEITSYMPTOME: würgende Hustenanfälle, Schleim löst sich schwer, auf den Bronchien rasselt und pfeift es; Übelkeit und Brechreiz durch starke Verschleimung; auffallend ist die nicht belegte Zunge

SELBSTBEHANDLUNG:
- Keuchhusten, *Seite 21*
- schleimiger Husten, *Seite 67*
- irritables Bronchialsystem, Asthma bronchiale, *Seite 68*

Kalium bichromicum | Kaliumdichromat

ANWENDUNGSGEBIETE: Atemwegsentzündungen, Erkrankungen des Magen-Darm-Trakts, des Bewegungsapparats

LEITSYMPTOME: gelblich weißer, zäher Schleim aus Nase und Bronchien, klopfende Gesichtsschmerzen über den Wangenknochen, zähes Sekret auch im Augeninnenwinkel; Neigung zu Entzündungen der Schleimhäute und zu Erkältungen

SELBSTBEHANDLUNG:
- Nasennebenhöhlenentzündung, *Seite 61*

Kalium bromatum | Kaliumbromid

ANWENDUNGSGEBIETE: seelische Konflikte, Sprachstörungen, chronische Hautentzündungen

LEITSYMPTOME: lernt verspätet sprechen, verhaspelt sich; Hände sind ständig in Bewegung, nächtliches Zähneknirschen; harte, zumeist abgekapselte, dunkel gefärbte Entzündungen bis tief in die Haut mit Narbenbildung

SELBSTBEHANDLUNG:
- Stottern, Verhaspeln, undeutliches Sprechen, *Seite 42*

Kalium chloratum | Kaliumchlorid

ANWENDUNGSGEBIETE: chronische Entzündungen, löst Flüssigkeit („Erguss") aus Körperhöhlen heraus, z. B. aus Mittelohr oder Gelenken

LEITSYMPTOME: ständiges Räuspern mit Schleimfluss im Rachen, auch Schwellung der Lymphknoten im Hals- und Nackenbereich; hört schlecht; bewährt bei Kniegelenkserguss durch übermäßigen Sport

SELBSTBEHANDLUNG:
- Paukenerguss, Tubenkatarrh, *Seite 52*

Kalium phosphoricum | Kaliumphosphat

ANWENDUNGSGEBIETE: seelische Konflikte mit Auswirkungen auf den Verdauungstrakt

LEITSYMPTOME: hat Angst, die Aufgaben nicht zu bewältigen, ist unkonzentriert, Kopfschmerzen nach geistiger Arbeit; wirkt als „Nürnberger Trichter" beim Lernen und Vorbereiten auf Klassenarbeiten; geringste Anstrengung löst Schweiße aus

L

SELBSTBEHANDLUNG:
- Lernschwierigkeiten, Konzentrationsstörungen, *Seite 34*
- Überforderung, Schwäche, Müdigkeit, *Seite 36*
- Kopfschmerzen, Migräne, *Seite 46*

Kreosotum | Buchenholzteer

ANWENDUNGSGEBIETE: Entzündungen der Atemwege, des Magen-Darm-Trakts, der weiblichen Geschlechtsorgane und der Haut
LEITSYMPTOME: schwarz verfärbte Zähne, unter der Zahnspange breitet sich Karies weiter aus; Mundgeruch, leicht blutendes, ständig entzündetes Zahnfleisch; übel riechende, brennend-scharfe, wund machende Absonderungen, Ausfluss
SELBSTBEHANDLUNG:
- gestörte Zahnentwicklung, *Seite 55*

Lachesis | Buschmeisterschlange

ANWENDUNGSGEBIETE: seelische Konflikte, akute Haut- und Schleimhautentzündungen
LEITSYMPTOME: das „Plappermaul", kann im Kindergarten oder in der Schule keine Minute ruhig sein, redet selbst noch im Schlaf; kann heftige emotionale Reaktionen zeigen wie Eifersucht und Misstrauen; Anziehen wird zum Drama, denn es kann am Hals und am Körper nichts Enges vertragen; körperliche Beschwerden (Entzündungen) zumeist linksseitig, wacht deshalb auf; sieht sehr krank aus
SELBSTBEHANDLUNG:
- Verhaltensauffälligkeiten, *Seite 37*

- Erkrankungen im Mundraum, *Seite 54*
- Schluckbeschwerden, Halsschmerzen, Mandelentzündung, *Seite 58*

Lachnanthes tinctoria | Rotwurzel

ANWENDUNGSGEBIETE: Erkrankungen des Bewegungsapparats
LEITSYMPTOME: Halsmuskeln verkrampfen sich durch Fehlstellung der Wirbelsäule (reflektorischer Schiefhals), Nacken-Schulter-Schmerzen, Gefühl wie verrenkt, meist durch Verkrampfung und Überanstrengung
SELBSTBEHANDLUNG:
- Schiefhals, Verrenkung, *Seite 90*

Ledum palustre | Sumpfporst

ANWENDUNGSGEBIETE: Verletzungen, Unfälle
LEITSYMPTOME: juckende Insektenstiche, die kaum anschwellen, Zeckenbisse und punktförmige Wunden, wie z. B. auch durch Tierbiss oder Stacheliges; bewährt bei „blauem Auge"
SELBSTBEHANDLUNG:
- Insektenstiche, Zeckenbisse, Quallen, *Seite 105*
- Verletzungen, Wunden, Bluterguss, *Seite 112*

Lobelia inflata | Indianischer Tabak

ANWENDUNGSGEBIETE: Atemwegserkrankungen
LEITSYMPTOME: die Hustenanfälle steigern sich bis zur Atemnot, es lässt sich nur wenig Schleim abhusten; wirkt verzagt

MITTELBESCHREIBUNGEN VON A BIS Z

SELBSTBEHANDLUNG:
- irritables Bronchialsystem, Asthma bronchiale, *Seite 68*

Luffa operculata | Kürbisschwämmchen

ANWENDUNGSGEBIETE: Erkrankungen der Atemwege und des Verdauungstrakts, Allergie

LEITSYMPTOME: erschwerte Nasenatmung, Borken in der Nase, trockene Nasenschleimhäute, räuspert und hüstelt ständig; Allergie tritt gehäuft im Wechsel mit Infekten auf; mangelnde Leistungsfähigkeit und Abgeschlagenheitsgefühl, Verdauungsstörungen mit Verstopfung; belegte Zunge

SELBSTBEHANDLUNG:
- Neugeborene: verstopfte Nase, *Seite 19*
- Nasennebenhöhlenentzündung, *Seite 61*
- Heuschnupfen, Hausstaubmilbenallergie, *Seite 62*
- Tierhaarallergie, *Seite 63*

Lycopodium clavatum | Bärlapp

ANWENDUNGSGEBIETE: seelische Konflikte, Drüsenentzündungen, Erkrankungen der Atemwege, des Verdauungstrakts, der Harnwege und der Haut

LEITSYMPTOME: Konzentrationsschwäche und Vergesslichkeit; mangelndes Selbstvertrauen, überspielt aber die innere Schwäche mit Witz; fühlt sich rasch gekränkt, bei Fremden zurückhaltend, sonst sehr bestimmend, kann sehr impulsiv gegenüber jüngeren Kindern sein; hochgezogene Schultern, gebeugte Haltung, schlanker Oberkörper, jedoch aufgetriebener Leib, starke Blähungen, verträgt keine enge Kleidung; Heißhunger vor allem auf Süßes sowie warme Speisen (Suppen), ist jedoch rasch satt; viele, auch akute Erkrankungen sind rechtsseitig

SELBSTBEHANDLUNG:
- Mumps, *Seite 22*
- ADHS, *Seite 30*
- Kontaktschwierigkeiten, *Seite 32*
- Lernschwierigkeiten, Konzentrationsstörungen, *Seite 34*
- Daumenlutschen, Nägelkauen, *Seite 40*
- Schluckbeschwerden, Halsschmerzen, Mandelentzündung, *Seite 58*
- Drei-Monats-Koliken, Bauchkrämpfe, Blähungen, *Seite 75*
- Schiefhals, Verrenkung, *Seite 90*
- Wirbelsäulenbeschwerden, Haltungsfehler, Skoliose, *Seite 93*
- Milchschorf, Gneis, *Seite 98*

Magnesium carbonicum | Magnesiumkarbonat

ANWENDUNGSGEBIETE: seelische Konflikte, Abwehrschwäche, Erkrankungen der Atemwege, des Verdauungstrakts, der Harnwege und der Haut

LEITSYMPTOME: ängstliches, abweisendes Verhalten, schreit beim geringsten Anlass; neigt zu Erkältungen, friert rasch; verträgt keine Milch, oft saures Erbrechen, säuerlich riechende Durchfälle, das ganze Kind riecht sauer; Blähungskoliken, zieht dabei die Beine an; Ursache sind auch emotionale Ereignisse wie z.B. eine Schrecksituation

SELBSTBEHANDLUNG:
- Appetitlosigkeit, Gedeihstörungen, *Seite 74*
- Übelkeit, Erbrechen, Magenverstimmung, *Seite 77*
- Nahrungsmittelunverträglichkeit, *Seite 79*

M

Magnesium chloratum | Magnesiumchlorid

ANWENDUNGSGEBIETE: Abwehrschwäche, Verdauungsstörungen

LEITSYMPTOME: häufig verdrießlich und missgelaunt; leidet durch die Muttermilch und verstärkt durch Ernährungsfehler der Mutter unter zu hartem, bröckeligem, meist hellgelbem Stuhlgang; bei Unterkühlung entwickelt sich rasch ein Infekt

SELBSTBEHANDLUNG:
- Verstopfung, Analfissuren (Aftereinrisse), *Seite 80*

Magnesium phosphoricum | Magnesiumphosphat

ANWENDUNGSGEBIETE: Nervenschmerzen, Muskelkrämpfe

LEITSYMPTOME: „steifer Hals", weint vor Schmerzen, Muskelkrämpfe beim Schreiben und Musizieren (Streichinstrument); bewährt bei einschießenden, heftigen Zahnschmerzen, Blähungskolik sowie bei krampfartigen Periodenschmerzen

SELBSTBEHANDLUNG:
- Schiefhals, Verrenkung, *Seite 90*

Marum verum | Katzengamander

ANWENDUNGSGEBIETE: Atemwegserkrankungen, Wurmbefall

LEITSYMPTOME: ist nervös, unruhig, hat Schlafstörungen, kratzt sich ständig an der Nase und am After; sehr anfällig für Nasen-Rachen-Infekte, dünnflüssiger oder zäher Schleim aus der Nase und im Rachen, räuspert sich ständig, Nasenborken, Polypenbildung

SELBSTBEHANDLUNG:
- Wurmbefall, *Seite 81*

Medicago sativa | Alfalfa

ANWENDUNGSGEBIETE: seelische Beschwerden, Ernährungsprobleme

LEITSYMPTOME: hat keinen Schwung, ist lustlos, desinteressiert; Essstörungen mit großem Durstgefühl bei mangelndem Appetit, phasenweise (Heiß-) Hunger am Vormittag vor allem auf Süßes, viele Blähungen; Ursache ist meist eine überstandene schwere Erkrankung, körperliche Verausgabung oder ein seelischer Konflikt

SELBSTBEHANDLUNG:
- Appetitlosigkeit, Gedeihstörungen, *Seite 74*

Mercurius solubilis | Quecksilber

ANWENDUNGSGEBIETE: Verhaltensauffälligkeiten, Abwehrschwäche, akute Entzündungen vor allem im Hals-Nasen-Ohren-Bereich, in den Bronchien, im Verdauungstrakt sowie an der Haut

LEITSYMPTOME: ist unruhig, oft nörgelig, impulsiv, ständig in Bewegung, kontaktscheu, misstrauisch; eitrig-stinkende Haut- und Schleimhautentzündungen, Lippenherpes, Bläschen im Mund, starker Speichelfluss, Mundgeruch, Zahneindrücke am Zungenrand; nächtliches, übel riechendes Schwitzen, vor allem während akuter Erkrankungen

SELBSTBEHANDLUNG:
- Mumps, *Seite 22*
- Pfeiffersches Drüsenfieber, *Seite 23*
- Scharlach, *Seite 26*
- Ohrenschmerzen, Mittelohrentzündung, *Seite 51*

MITTELBESCHREIBUNGEN VON A BIS Z

Mercurius sublimatus corrosivus |
Quecksilberchlorid

ANWENDUNGSGEBIETE: Entzündungen der Atemwege, des Magen-Darm-Trakts, der Harnwege
LEITSYMPTOME: rotfleckige Mundschleimhaut mit eitrigen Bläschen („Mundfäule"); entzündetes Zahnfleisch; Speichelfluss, übler Mundgeruch, muffelnde Körperausdünstung
SELBSTBEHANDLUNG:
➡ Erkrankungen im Mundraum, *Seite 54*

Millefolium | Schafgarbe

ANWENDUNGSGEBIETE: akute Blutung
LEITSYMPTOME: hellrote Blutung, dünn fließendes Blut, Schwindelgefühl
SELBSTBEHANDLUNG:
➡ Nasenbluten, Blutungen, *Seite 111*

Myristica sebifera

ANWENDUNGSGEBIETE: eitrige Hautentzündungen
LEITSYMPTOME: eitrige Hautentzündung, die sich auch auf leichten Druck nicht entleert, auch eitrige Nagelbettentzündung; das „homöopathische Messer": öffnet die eitrige Stelle, säubert die Wunde
SELBSTBEHANDLUNG:
➡ Abszess, Eiterflechte, Furunkel, Nagelbettentzündung, *Seite 96*

Natrium chloratum | Kochsalz

ANWENDUNGSGEBIETE: seelische Konflikte, Entzündungen der Augen und der Atemwege, Erkrankungen des Verdauungstrakts und der Haut; Allergien
LEITSYMPTOME: kann das Erlebte (Kummer, anhaltendes Heimweh, Demütigung) nicht überwinden; will allein sein und nicht getröstet werden, ist in sich gekehrt, gibt auf Fragen keine Antwort, fühlt sich zurückgesetzt, seit das Geschwisterchen auf der Welt ist; meist sehr tierliebend; Allgemeinbefinden und Beschwerden verändern sich durch Sonne und Meer; nimmt trotz Appetit nicht zu, bevorzugt salzige und würzige Speisen; hat ständig spröde Lippen, trockene Haut
SELBSTBEHANDLUNG:
➡ Kontaktschwierigkeiten, *Seite 32*
➡ Bettnässen, *Seite 39*
➡ Daumenlutschen, Nägelkauen, *Seite 40*
➡ Essstörungen, *Seite 41*
➡ Verstimmungszustände, *Seite 43*
➡ Erkrankungen im Mundraum, *Seite 54*
➡ Schnupfen, *Seite 60*
➡ Appetitlosigkeit, Gedeihstörungen, *Seite 74*
➡ allergische Hautreaktion, Nesselsucht, *Seite 97*
➡ Sonnenallergie, Sonnenbrand, Sonnenstich, Verbrennung, *Seite 107*

Natrium sulfuricum | Glaubersalz

ANWENDUNGSGEBIETE: seelische Beschwerden, Abwehrschwäche, Verletzungsfolgen, chronische Erkrankungen der Atemwege, des Verdauungstrakts, des Bewegungsapparats

O

LEITSYMPTOME: ist gereizt, missgelaunt, Kopfschmerzen nach jahrelang zurückliegendem Unfall, Gehirnerschütterung oder Rückenmarkspunktion; trockener oder gelblich-schleimiger Husten, bekommt schwer Luft, empfindlich gegen Nässe und Kälte; wirkt wie aufgeschwemmt, morgens gehäuft Durchfälle

SELBSTBEHANDLUNG:
- Neugeborene: Gelbsucht, *Seite 18*
- irritables Bronchialsystem, Asthma bronchiale, *Seite 68*
- Knochenbrüche, Gehirnerschütterung, *Seite 110*

Nux vomica | Brechnuss

ANWENDUNGSGEBIETE: Verhaltensauffälligkeiten, Schmerzzustände, Abwehrschwäche, Atemwegsinfekte, Verdauungsbeschwerden

LEITSYMPTOME: sehr ehrgeizig, dennoch schulische Probleme, weil das Kind sich nichts merken kann; ist immer der Wortführer, duldet keinen Widerspruch, schlechter Verlierer, wird aufsässig, gerät schnell in Wut, ist oft an Rangeleien beteiligt; kommt morgens nicht aus dem Bett, ist seelisch und körperlich angespannt, äußert sich in Kopfschmerzen, Muskelverspannungen, krampfartigen Bauchschmerzen, Verstopfung und Blähungen; bewährt, wenn Verhaltensauffälligkeiten Folge von Narkose (z. B. durch Kaiserschnitt zur Welt gebrachtes Kind) ist oder das Kind häufig Schmerz- und Fiebermittel bekam

SELBSTBEHANDLUNG:
- ADHS, *Seite 30*
- Verhaltensauffälligkeiten, *Seite 37*
- Bein- und Fußfehlstellungen, Hüftdysplasie, *Seite 88*
- operative Eingriffe, *Seite 106*

Okoubaka | Schwarzafrikanischer Rindenbaum

ANWENDUNGSGEBIETE: Abwehrschwäche, Erkrankungen des Verdauungstrakts, der Haut, Allergien, verzögerte Genesung

LEITSYMPTOME: allgemeine Leistungsschwäche; anhaltend appetitlos, Wechsel zwischen Durchfall und Verstopfung, Aufstoßen mit Übelkeit, Blähungen; meist als Folge einer Ernährungsumstellung, nach Antibiotikabehandlung sowie durch Nahrungsmittelunverträglichkeit oder verdorbene Speisen

SELBSTBEHANDLUNG:
- Neugeborene: Verdauungsprobleme, *Seite 19*
- Durchfall, Magen-Darm-Infekt, *Seite 78*
- Nahrungsmittelunverträglichkeit, *Seite 79*
- Wurmbefall, *Seite 81*

Opium | Schlafmohn

ANWENDUNGSGEBIETE: seelische Konflikte, lähmungsartige Verletzungsfolgen, Erkrankungen des Magen-Darm-Trakts, der Harnwege

LEITSYMPTOME: durch seelische Ereignisse (Ärger, Schreck, Scham) wie erstarrt, stottert und zeigt Verhaltensauffälligkeiten mit Tics (siehe Seite 149), Schlafstörungen; angstbedingtes Einnässen, verhält den Stuhlgang wegen Schmerzen, tagelang kein Stuhlgang; bewährt bei Verstopfung nach einer Narkose

SELBSTBEHANDLUNG:
- Lernschwierigkeiten, Konzentrationsstörungen, *Seite 34*
- Stottern, Verhaspeln, undeutliches Sprechen, *Seite 42*
- Verstopfung, Analfissuren (Afterinrisse), *Seite 80*
- Schreck- und Schockfolgen, *Seite 109*

MITTELBESCHREIBUNGEN VON A BIS Z

Petroleum | Steinöl

ANWENDUNGSGEBIETE: Entzündungen der Atemwege, Erkrankungen des Magen-Darm-Trakts, der Harnwege, Haut
LEITSYMPTOME: Schwindel, Übelkeit und Erbrechen beim Fahren, Fliegen, durch Fahrzeugabgase; hat oft nachts Heißhunger oder Hungergefühl nach einem Durchfall; fauliger Mundgeruch, mag nichts Fettes und kein Fleisch; blutig gekratzte, rissig-schrundige oder nässende, übel riechende Hautausschläge, auch an Haut-Schleimhaut-Übergängen
SELBSTBEHANDLUNG:
- Reisekrankheit, *Seite 76*
- Neurodermitis (endogenes Ekzem), Hautausschlag, *Seite 99*

Phosphorus | Phosphor

ANWENDUNGSGEBIETE: seelische Konflikte, Verhaltensauffälligkeiten, Erschöpfungszustände, Erkrankungen an Augen und Ohren, Atemwegsinfekte, Erkrankungen der Verdauungsorgane und des Bewegungsapparats
LEITSYMPTOME: ist schlank, wirkt nervös, braucht immer wieder Ruhephasen, inneres Zittern und Unruhe, Bewegungsdrang; kann sich nicht gut allein beschäftigen, lässt sich rasch ablenken, spielt vor anderen den „Kasper"; hat Angst vor dem Alleinsein und ist furchtsam, das geringste Geräusch erschreckt, leidet unter Vorahnungen und Fantasien; Ereignisse bringen das eigentlich fröhliche Kind rasch aus seinem Gleichgewicht; hat gehäuft Nasenbluten, kleinste Wunden bluten lang anhaltend; wichtiges Mittel bei Augenerkrankungen
SELBSTBEHANDLUNG:
- Scharlach, *Seite 26*
- ADHS, *Seite 31*
- Angst- und Unruhezustände, *Seite 38*
- Essstörungen, *Seite 41*
- Augenbeschwerden, Bindehautentzündung, *Seite 48*
- Sehfehler, *Seite 50*
- Hörschwäche, Ohrgeräusche, Gehörschaden, *Seite 53*
- Heiserkeit, Kehlkopfentzündung, Pseudo-Krupp, *Seite 57*
- trockener Husten, *Seite 66*
- Kreislaufbeschwerden, niedriger Blutdruck, *Seite 71*
- wiederkehrende Blasen- und Harnwegsentzündung, Harnreflux, *Seite 83*
- Bein- und Fußfehlstellungen, Hüftdysplasie, *Seite 88*
- allergische Hautreaktion, Nesselsucht, Läuse- und Milbenbefall, *Seite 97*
- Nasenbluten, Blutungen, *Seite 111*

Phytolacca americana | Kermesbeere

ANWENDUNGSGEBIETE: Abwehrschwäche, Mandelentzündung, Seitenstrangangina, Ohrenschmerzen
LEITSYMPTOME: bis in die Ohren einschießende Schluckbeschwerden, dunkelroter Rachen, geschwollene Halslymphknoten; hat ständig Halsentzündungen
SELBSTBEHANDLUNG:
- Mumps, *Seite 22*
- Pfeiffersches Drüsenfieber, *Seite 23*
- Scharlach, *Seite 26*
- Schluckbeschwerden, Halsschmerzen, Mandelentzündung, *Seite 58*

Pulsatilla pratensis | Wiesenküchenschelle

ANWENDUNGSGEBIETE: seelische Konflikte, Hormonstörungen, Abwehrschwäche, Erkrankungen der Augen, Ohren, der Atemwege, des Verdauungstrakts, der Harn- und Geschlechtsorgane, des Bewegungsapparats, Hautausschläge

LEITSYMPTOME: weinerliche, häufig wechselnde Stimmungslage, widersprüchliches Verhalten; ängstliche Zurückhaltung gegenüber dem anderen Geschlecht; möchte nicht allein sein, braucht viel Liebe und Trost, typische Heulsuse, was für Jungen gleichermaßen gilt; Folgen mangelnder Zuwendung z. B. durch familiäre Umstände (Patchworkfamilie), was Heimweh und Traurigkeit auslöst; ausgeprägte Kälteempfindlichkeit mit Infektanfälligkeit, gehäuft Atemwegs- und Harnwegsinfekte mit schleimig-milchigen Absonderungen

SELBSTBEHANDLUNG:
- Neugeborene: Augenentzündung, *Seite 18*
- Masern, *Seite 24*
- Kontaktschwierigkeiten, *Seite 32*
- Angst- und Unruhezustände, *Seite 38*
- Bettnässen, *Seite 39*
- Verstimmungszustände (Heimweh, Kummer, Traurigkeit), *Seite 43*
- Gerstenkorn, Lidrandentzündung, *Seite 49*
- Sehfehler, *Seite 50*
- Ohrenschmerzen, Mittelohrentzündung, *Seite 51*
- Zahnungsbeschwerden, Zahnschmerzen, *Seite 56*
- Schnupfen, *Seite 60*
- Übelkeit, Erbrechen, Magenverstimmung, *Seite 77*
- Reizblase, *Seite 84*
- Verkühlung, Erfrierung, Frostbeulen, *Seite 108*

Ratanhia | Ratanhiawurzel

ANWENDUNGSGEBIETE: Darmbefall mit Fadenwürmern

LEITSYMPTOME: Juckreiz am After, auch mit Schleimabsonderung; Würmer im Stuhlgang (als Wurmkur)

SELBSTBEHANDLUNG:
- Wurmbefall, *Seite 81*

Rheum | Rhabarber

ANWENDUNGSGEBIETE: Durchfallerkrankungen

LEITSYMPTOME: säuerlich riechender, schäumender Durchfall, Kind zieht die Beine an den Körper, hat Bauchkrämpfe; besonders bewährt bei Säuglingen und Kleinkindern; meist Beschwerden als Folge von Zahnen oder einem Infekt (Sommerdurchfall)

SELBSTBEHANDLUNG:
- Durchfall, Magen-Darm-Infekt, *Seite 78*

Rhododendron | Alpenrose

ANWENDUNGSGEBIETE: Erkrankungen der männlichen Geschlechtsorgane, Schmerzen am Bewegungsapparat

LEITSYMPTOME: der linke Hoden verbleibt nicht dauernd im mit Flüssigkeit gefüllten Hodensack (so genannter „Wasserbruch", Hydrocele), vor allem beim Säugling; reagiert auf Gewitter mit Unruhe und Ängstlichkeit

SELBSTBEHANDLUNG:
- Pendelhoden, Vorhautverklebung, Scheidenentzündung, *Seite 85*

MITTELBESCHREIBUNGEN VON A BIS Z

Rhus toxicodendron | Giftsumach

ANWENDUNGSGEBIETE: Schmerzzustände, Entzündungen der Augen, des Magen-Darm-Trakts, des Bewegungsapparats, der Haut

LEITSYMPTOME: große Unruhe, starker Bewegungsdrang, wodurch Schmerzen erträglicher werden; ziehende Muskel- und Gelenkschmerzen, bei Bewegungsbeginn allmählich nachlassend, meist als Folge nach Durchnässung und Unterkühlung sowie Überanstrengung, durch Dehnung, Zerrung oder Prellung; bläschenbildender Hautausschlag, wie z. B. Fieberbläschen, Hand-Mund-Fuß-Krankheit

SELBSTBEHANDLUNG:
- **Mumps,** *Seite 22*
- **Windpocken,** *Seite 27*
- **Muskelkater, Muskelkrämpfe,** *Seite 89*
- **Schiefhals, Verrenkung,** *Seite 90*
- **Verkühlung, Erfrierung, Frostbeulen,** *Seite 108*
- **Zerrung, Verstauchung, Prellung,** *Seite 113*

Rumex crispus | Ampfer

ANWENDUNGSGEBIETE: Atemwegsinfekte

LEITSYMPTOME: geringster Luftzug, Kälte oder Einatmen durch den Mund verursachen einen trockenen, anhaltenden Kitzelhusten, der hinter dem Brustbein sitzt; ausgeprägte Empfindlichkeit gegen Kälte, Erkältung kündigt sich mit Fließschnupfen und Niesanfällen an

SELBSTBEHANDLUNG:
- **trockener Husten,** *Seite 66*

Ruta graveolens | Gartenraute

ANWENDUNGSGEBIETE: Verletzungsfolgen, Augenleiden, Schmerzen am Bewegungsapparat

LEITSYMPTOME: Beschwerden am Auge als Folge von Überanstrengung oder Verletzung; ermüdete, brennende Augen, unscharfes Sehen und Kopfweh; Verkürzungsgefühl der Sehnen

SELBSTBEHANDLUNG:
- **Augenbeschwerden, Bindehautentzündung,** *Seite 48*
- **Zerrung, Verstauchung, Prellung,** *Seite 113*

Sabadilla | Läusekraut

ANWENDUNGSGEBIETE: allergische Entzündungen der Augen und der Atemwege

LEITSYMPTOME: Stirnkopfschmerzen, Augentränen, Niesanfälle, Juckreiz, Kitzeln in der Nase, Fließschnupfen, später zähes Sekret, auch als allergische Reaktion

SELBSTBEHANDLUNG:
- **Heuschnupfen, Hausstaubmilbenallergie,** *Seite 62*

Sambucus nigra | Holunder

ANWENDUNGSGEBIETE: Erkrankungen der Augen, Nase und Bronchien

LEITSYMPTOME: zähes, gelblich weißes, morgens eingetrocknetes Sekret im Augeninnenwinkel; Säuglingsschnupfen mit starkem gelblichem Schleimen

SELBSTBEHANDLUNG:
- **Augenbeschwerden, Bindehautentzündung,** *Seite 48*
- **Schnupfen,** *Seite 60*

Sarsaparilla | Stechwinde

ANWENDUNGSGEBIETE: Harnwegsleiden, Hauterkrankungen, Impffolgen

LEITSYMPTOME: Jungen können vor Schmerzen nur im Stehen Wasser lassen, danach brennende Schmerzen; Erkrankungen treten oft nach einer Impfung auf, z. B. Warzen oder ein stark juckender, nässender Hautausschlag mit Bläschen, die eitern, Krusten bilden und nur langsam abheilen; bewährt bei Schwimmbaddermatitis

SELBSTBEHANDLUNG:
- akute Blasen- und Harnwegsentzündung, *Seite 82*
- Neurodermitis (endogenes Ekzem), Hautausschlag, *Seite 99*
- Impfungen, Impffolgen, *Seite 104*

Sepia | Tintenfisch

ANWENDUNGSGEBIETE: seelische Konflikte, Erkrankungen der Atemwege, des Magen-Darm-Trakts, der Harn- und Geschlechtsorgane, des Bewegungsapparats, der Haut

LEITSYMPTOME: ausgeprägter Gerechtigkeitssinn, rasche Auffassungsgabe, kann sich gut allein beschäftigen, fühlt sich jedoch schnell erschöpft und überfordert, missbraucht; kreisrunder Hautausschlag, auch durch Hautpilz bedingt, übel riechendes Schwitzen; oft helle Flecken auf dunkler Haut, starke Pigmentierung und Behaarung, Leberflecken, Muttermale, harte Warzen; nicht nur ein Mittel für Mädchen

SELBSTBEHANDLUNG:
- Bettnässen, *Seite 39*
- Windeldermatitis, Wundsein, Hautpilz, *Seite 100*
- Warzen, *Seite 101*

Silicea | Kieselsäure

ANWENDUNGSGEBIETE: seelische Konflikte und Verhaltensauffälligkeiten, entzündliche Prozesse, auch an Augen und Ohren, Erkrankungen der Atemwege, des Magen-Darm-Trakts, des Bewegungsapparats sowie der Haut, Impffolgen

LEITSYMPTOME: ist „zart besaitet", schüchtern, introvertiert, hat Angst vor Misserfolgen und ist voller Selbstzweifel, vor allem in der Schule; beißt seine Nägel ab, ist lange Zeit Daumenlutscher, hat große Angst vor Spritzen; häufige Erkältungen, friert ständig, Hände und Füße sind kalt-schweißig; Entzündungen eitern und sind langwierig; das Mittel zieht Fremdkörper aus der Haut; Erkrankungen in Folge seelischer und körperlicher Überanstrengung; bewährt bei Impffolgen

SELBSTBEHANDLUNG:
- ADHS, *Seite 31*
- Kontaktschwierigkeiten, *Seite 32*
- Angst- und Unruhezustände, *Seite 38*
- Daumenlutschen, Nägelkauen, *Seite 40*
- Sehfehler, *Seite 50*
- Paukenerguss, Tubenkatarrh, *Seite 52*
- Hörschwäche, Ohrgeräusche, Gehörschaden, *Seite 53*
- gestörte Zahnentwicklung, *Seite 55*
- vergrößerte Mandeln, Polypen, *Seite 59*
- Infektanfälligkeit, *Seite 70*
- Pendelhoden, Vorhautverklebung, Scheidenentzündung, *Seite 85*
- Bein- und Fußfehlstellungen, Hüftdysplasie, *Seite 88*
- Wirbelsäulenbeschwerden, Haltungsfehler, Skoliose, *Seite 93*
- Abszess, Eiterflechte, Furunkel, Nagelbettentzündung, *Seite 96*

MITTELBESCHREIBUNGEN VON A BIS Z

➡ Impfungen, Impffolgen, *Seite 104*
➡ Insektenstiche, Zeckenbisse, Quallen, *Seite 105*

Solidago virgaurea | Goldrute

ANWENDUNGSGEBIETE: Harnwegserkrankungen
LEITSYMPTOME: dunkler Urin, kaum Harndrang, Druckschmerz im Nierenbereich; Anregung der Nierenfunktion, zur verstärkten Ausscheidung, auch nach Antibiotikabehandlung
SELBSTBEHANDLUNG:
➡ wiederkehrende Blasen- und Harnwegsentzündung, Harnreflux, *Seite 83*

Spigelia anthelmia | Wurmkraut

ANWENDUNGSGEBIETE: Kopf- und Nervenschmerzen, Sehfehler, Wurmbefall
LEITSYMPTOME: ist schnell aufgeregt, ängstliches Naturell; bläuliche Augenringe, Bauchweh um den Nabel; Augenfehlstellung mit Schielen, meist linksseitiges Kopfweh
SELBSTBEHANDLUNG:
➡ Wurmbefall, *Seite 81*

Spongia | Meerschwamm

ANWENDUNGSGEBIETE: Schilddrüsenfehlfunktion, akute Atemwegsinfekte, Pseudo-Krupp
LEITSYMPTOME: heisere Stimme, bellender Husten, vom Kehlkopf ausgehend, mit pfeifender Atmung; Rachenschleim, räuspert ständig; Kratzen im Hals, der berührungsempfindlich ist

SELBSTBEHANDLUNG:
➡ Heiserkeit, Kehlkopfentzündung, Pseudo-Krupp, *Seite 57*
➡ trockener Husten, *Seite 66*

Staphisagria | Stephanskraut, Rittersporn

ANWENDUNGSGEBIETE: seelische Konflikte, Entzündungen an den Augen, Zähnen, Magen-Darm-Beschwerden, Erkrankungen der Harn- und Geschlechtsorgane, des Bewegungsapparats, der Haut, bei Verletzungsfolgen
LEITSYMPTOME: fühlt sich im Inneren verletzt und gekränkt, leidet unter Heimweh und Kummer; ist sehr empfindsam, nachtragend, angestaute Wut entlädt sich explosionsartig, das Kind wirft dann mit Gegenständen um sich; Bauchkrämpfe und Einnässen nach belastenden Ereignissen, Blasenbeschwerden nach einer Katheteruntersuchung; Neigung zu Entzündungen und Narben bildenden Schnittwunden; kariöse Zähne, Haltungsschwäche, beginnende Wirbelsäulenverkrümmung, „weiche Knochen"
SELBSTBEHANDLUNG:
➡ Bettnässen, *Seite 39*
➡ Verstimmungszustände, *Seite 43*
➡ Gerstenkorn, Lidrandentzündung, *Seite 49*
➡ gestörte Zahnentwicklung, *Seite 55*
➡ akute Blasen- und Harnwegsentzündung, *Seite 82*
➡ Reizblase, *Seite 84*
➡ Entwicklungsstörungen, Rachitisvorbeugung, *Seite 91*
➡ operative Eingriffe, *Seite 106*
➡ Verletzungen, Wunden, Bluterguss, *Seite 112*

Sticta | Lungenflechte
ANWENDUNGSGEBIETE: Atemwegserkrankungen
LEITSYMPTOME: wässriger, später dick-gelblicher Schnupfen, Niesattacken, trockener Rachen, Schluckbeschwerden kommen und gehen; bellender Husten mit Schleimauswurf, jeder Infekt endet mit einer Bronchitis
SELBSTBEHANDLUNG:
- Schnupfen, *Seite 60*
- Nasennebenhöhlenentzündung, *Seite 61*
- schleimiger Husten, *Seite 67*

Stramonium | Stechapfel
ANWENDUNGSGEBIETE: Verhaltensauffälligkeiten
LEITSYMPTOME: kann „richtig aufdrehen", beißt, spuckt, schlägt und zerstört Gegenstände bei Wut- und Eifersuchtsanfällen, reagiert trotzig; hat andererseits angstbesetzte Fantasien, sobald es dunkelt
SELBSTBEHANDLUNG:
- ADHS, *Seite 30*
- Schlafstörungen, *Seite 35*
- Verhaltensauffälligkeiten, *Seite 37*
- Angst- und Unruhezustände, *Seite 38*
- Stottern, Verhaspeln, undeutliches Sprechen, *Seite 42*

Strophantus gratus | Strophantuspflanze
ANWENDUNGSGEBIETE: emotionale Ereignisse, nervöse Herz-Kreislauf-Beschwerden
LEITSYMPTOME: das Herz klopft bis zum Hals, heftiger Puls, „alles dreht sich", schweißig, rote Hautflecken im Gesichts- und Halsbereich
SELBSTBEHANDLUNG:
- Lampenfieber, Prüfungsangst, Nervosität, *Seite 33*
- Kreislaufbeschwerden, niedriger Blutdruck, *Seite 71*

Strychninum phosphoricum | Strychninphosphat
ANWENDUNGSGEBIETE: muskuläre Erkrankungen
LEITSYMPTOME: „steife" Bewegungen, Muskulatur verkrampft und hart „wie ein Brett", Spitzfußstellung (siehe Seite 149); oft bei Frühgeborenen oder so genannten Mangelgeburts-Kindern
SELBSTBEHANDLUNG:
- Muskelkater, Muskelkrämpfe, *Seite 89*

Sulfur | Schwefel
ANWENDUNGSGEBIETE: Verhaltensauffälligkeiten, chronische Entzündungen (an praktisch allen Organen), insbesondere an den Atemwegen, am Magen-Darm-Trakt und an der Haut
LEITSYMPTOME: Kind wird schnell zornig, wenn es sich nicht durchsetzen kann oder nicht bekommt, was es will, ist dann impulsiv, aggressiv; hat tausend Ideen und weiß „alles besser", schmollt jedoch bei Widerspruch; auffallend oberflächlicher Schlaf, wacht nachts auf und möchte zu den Eltern ins Bett; oft Frühgeborene oder nach komplizierter Schwangerschaft (Gestose, siehe Seite 149); übel riechendes, starkes Schwitzen, riecht „mufflig"; Durchfälle wechseln mit Verstopfung ab; neigt zu Entzündungen, hartnäckige, anhaltende oder immer wieder

MITTELBESCHREIBUNGEN VON A BIS Z

auftretende Hautausschläge, trocken, stark schuppend oder gerötet mit extremem, vor allem auch nächtlichem Juckreiz; bewährt, wenn ein Hautausschlag nicht richtig herauskommt oder aber nicht abklingen und heilen will, z.B. auch nach längerer Cortison-Therapie

SELBSTBEHANDLUNG:
- **Masern,** Seite 24
- **Röteln, Ringelröteln,** Seite 25
- **Windpocken,** Seite 27
- **ADHS,** Seite 30
- **Daumenlutschen, Nägelkauen,** Seite 40
- **Gerstenkorn, Lidrandentzündung,** Seite 49
- **Hörschwäche, Ohrgeräusche, Gehörschaden,** Seite 53
- **Pendelhoden, Vorhautverklebung, Scheidenentzündung,** Seite 85
- **Entwicklungsstörungen, Rachitisvorbeugung,** Seite 91
- **Wirbelsäulenbeschwerden, Haltungsfehler, Skoliose,** Seite 93
- **Abszess, Eiterflechte, Furunkel, Nagelbettentzündung,** Seite 96
- **Milchschorf, Gneis,** Seite 98

Symphytum officinale | Beinwell

ANWENDUNGSGEBIETE: Verletzungen, Knochenbrüche
LEITSYMPTOME: regt die Heilung nach Knochenbrüchen an, bei Knochenprellung im Gesichtsbereich, vor allem am Auge mit Schmerzen und Schwellung
SELBSTBEHANDLUNG:
- **Knochenbrüche, Gehirnerschütterung,** Seite 110
- **Zerrung, Verstauchung, Prellung,** Seite 113

Tabacum | Tabak

ANWENDUNGSGEBIETE: Kopf- und Nervenschmerzen, Erkrankungen der Augen und Ohren, des Herz-Kreislauf-Systems, der Atemwege, des Magen-Darm-Trakts
LEITSYMPTOME: sterbensübel mit Brechreiz, will an der frischen Luft bleiben; Schwindelanfälle mit Ohrensausen und Sehstörungen, hält die Augen geschlossen, ist blass und eiskalt
SELBSTBEHANDLUNG:
- **Schwindel, Unwohlsein,** Seite 47
- **Reisekrankheit,** Seite 76

Thuja occidentalis | Lebensbaum

ANWENDUNGSGEBIETE: seelische Beschwerden, Schmerzzustände, Abwehrschwäche, Entzündungen an Augen und Ohren, Erkrankungen der Atemwege, des Magen-Darm-Trakts, der Harn- und Geschlechtsorgane und der Haut; Impffolgen
LEITSYMPTOME: ist ständig in Eile, hastig, hat viele Ideen, wirkt meist aber pessimistisch und hat Ängste; Nasen- und Rachenpolypen, gelb-grünlicher Schleimauswurf aus Nase und Bronchien; fettig-schweißige, unreine Haut mit bräunlichen Warzen, ständig kalte Hände und Füße; neigt zu chronischen Entzündungen, ist sehr infektanfällig; Beschwerden als Folge von Impfungen
SELBSTBEHANDLUNG:
- **vergrößerte Mandeln, Polypen,** Seite 59
- **wiederkehrende Blasen- und Harnwegsentzündung, Harnreflux,** Seite 83
- **Warzen,** Seite 101
- **Impfungen, Impffolgen,** Seite 104

Urtica urens | Brennnessel

ANWENDUNGSGEBIETE: allergische und entzündliche Hauterkrankungen
LEITSYMPTOME: Hautentzündungen wie nach Berühren von Brennnesseln, heftiger Brennschmerz, auch nach Kontakt mit Quallen oder Pflanzen (so genannte Kontaktdermatitis)
SELBSTBEHANDLUNG:
➡ Insektenstiche, Zeckenbisse, Quallen, *Seite 105*

Veratrum album | Weißer Germer

ANWENDUNGSGEBIETE: seelische Konflikte, akute Kreislaufbeschwerden (homöopathische Notfalltropfen), akute Erkrankungen vor allem im Magen-Darm-Bereich
LEITSYMPTOME: blass-kalter Schweißausbruch, Ohnmachtsneigung, große Erschöpfung, Elendigkeitsgefühl, Kältegefühl am ganzen Körper, Bauchkrämpfe mit Durchfall; Ursache sind meist emotionale Ereignisse, seelische und körperliche Überforderung oder akuter Infekt
SELBSTBEHANDLUNG:
➡ Kreislaufbeschwerden, niedriger Blutdruck, *Seite 71*
➡ Reisekrankheit, *Seite 76*
➡ Durchfall, Magen-Darm-Infekt, *Seite 78*

Viola tricolor | Stiefmütterchen

ANWENDUNGSGEBIETE: Hauterkrankungen
LEITSYMPTOME: einzelne Hautstellen stark nässend, später gelbliches Sekret, Brennen und Jucken; im Säuglingsalter starker Milchschorf
SELBSTBEHANDLUNG:
➡ Neurodermitis (endogenes Ekzem), Hautausschlag, *Seite 99*

Wyethia helenoides | Wyethia

ANWENDUNGSGEBIETE: entzündliche und allergische Atemwegserkrankungen
LEITSYMPTOME: Juckreiz im Rachen mit ständigem Räuspern, auch mit Verschleimung, neigt zu heiserer Stimme; Rachen ist heiß, trocken und brennend
SELBSTBEHANDLUNG:
➡ Heuschnupfen, Hausstaubmilbenallergie, *Seite 62*

Zincum metallicum | Zink

ANWENDUNGSGEBIETE: Verhaltensauffälligkeiten, Nervenschmerzen, Erkrankungen des Herz-Kreislauf-Systems, der Atemwege, des Magen-Darm-Trakts, Impffolgen
LEITSYMPTOME: nervöse Unruhe mit Erschöpfung, tagsüber müde, unruhiger Schlaf mit nächtlichem Aufschrecken; beißt auf die Zähne, knirscht ständig mit den Zähnen, hat Albträume; unwillkürliche Bewegungen, insbesondere der Beine; bewährt bei Erkrankungen in Folge von Impfungen sowie durch schulische Überforderung und Schlafmangel
SELBSTBEHANDLUNG:
➡ ADHS, *Seite 31*
➡ Lampenfieber, Prüfungsangst, Nervosität, *Seite 33*
➡ Überforderung, Schwäche, Müdigkeit, *Seite 36*
➡ Impfungen, Impffolgen, *Seite 104*

ZUM NACHSCHLAGEN

Homöopathische Hausapotheke

Lassen Sie sich kurz berichten, wie es bei den Eltern in meiner Praxis zu einer homöopathischen Hausapotheke kommt. Aus eigener Erfahrung konnten sie feststellen, dass es bei Kindern „meistens schnell geht": Am Vormittag waren die Kleinen noch quietschfidel im Kindergarten – und dann, am frühen Nachmittag, hat der Nachwuchs bereits 38,5 Grad Temperatur. Und natürlich wieder mal an einem Mittwochnachmittag oder Wochenende. Diese Erfahrung haben Sie sicher auch schon gemacht. Deshalb empfehle ich grundsätzlich meinen Patienten, sich eine homöopathische Hausapotheke zusammenzustellen – und zwar eine für sich und eine für den Nachwuchs. Die Hausapotheke für Kinder sollte vor allem solche Mittel enthalten, mit denen Sie die häufigsten Beschwerden und Erkrankungen behandeln können. Wenn Ihr Kind in homöopathischer Behandlung ist, dann bewahren Sie die nicht vollständig verbrauchten Mittel auf und nehmen sie als weiteren Bestandteil in die Hausapotheke auf. So sammeln Sie im Laufe der Zeit weitere

→ Salben, Tinkturen zur äußerlichen Anwendung, Augentropfen

Obwohl Sie mit der Homöopathie eine Behandlung „von innen" durchführen, gibt es Situationen, bei denen eine milde äußerliche Behandlung durchaus Sinn macht. Sie unterstützt die innerliche Wirkung des Mittels, wie Sie bereits auch im Einführungskapitel lesen konnten. Aus diesem Grund möchte ich Ihnen im Folgenden einige Salben und Tinkturen zur äußerlichen Anwendung sowie Augentropfen vorstellen, die sich bei Kindern besonders bewährt haben.

Mittel	hilft bei
Abrotanum-Salbe	Frostbeulen
Calcium-fluoratum-Salbe	narbigen Hautveränderungen
Calendula-Salbe	Schürf- und Risswunden
Echinacea-Augentropfen	hochakuter Augenbindehautentzündung
Euphrasia-Augentropfen	anhaltender Augenbindehautentzündung
Halicar®-Salbe/-Creme	juckenden Hautentzündungen
Ledum-Tinktur**	Insektenstichen, Zeckenbissen
Mahonia aquifolium-Salbe/-Creme	trockenen, rissigen Hautentzündungen
Podophyllum-Tinktur*	harten Warzen
Silicea-Salbe	Nagelbettentzündungen
Thuja-Tinktur*	weichen Warzen

** im Verhältnis 1:10 mit Wasser verdünnt
* umgebende Haut mit Fettcreme abdecken
Die Salben 2- bis 3-mal täglich auftragen und leicht einmassieren

Homöopathische Hausapotheke

Mittel für die Hausapotheke – übrigens meist solche Mittel, die in der Familie häufiger benötigt werden. In der Zusammenstellung rechts finden Sie quasi als Grundstock die häufigsten Homöopathika, die man bei Kindern oft benötigt. Besorgen Sie sich die Mittel in der Apotheke, dann haben Sie sie im Bedarfsfall griffbereit. Markieren Sie sich in Ihrem QUICKFINDER, welche Mittel Sie zu Hause haben; dann können Sie sofort nachlesen, ob das Mittel passt.
Und noch ein Tipp: Um das richtige Mittel schneller zu finden, ordnen Sie die Gläschen am besten alphabetisch.

Die wichtigsten Mittel für die Hausapotheke und ihre häufigste Anwendung

ACONITUM NAPELLUS D6
besonders geeignet bei:
Angst- und Unruhezuständen, Schreckfolgen, Erkältungskrankheiten, fieberhaften Infekten

APIS MELLIFICA D6
besonders geeignet bei:
Paukenerguss, Tubenkatarrh, allergischen Hautreaktionen, Insektenstichen

ARGENTUM NITRICUM D12
besonders geeignet bei:
Schulproblemen mit Konzentrationsschwäche, Lampenfieber, Prüfungsangst

ARNICA MONTANA D6
besonders geeignet bei:
Verletzungen, Wunden, Blutergüssen, Muskelkater

BELLADONNA D6
besonders geeignet bei:
Halsschmerzen, Mittelohrentzündung, Erkältungskrankheiten, fieberhaften Infekten, Sonnenbrand, Verbrennungen

BORAX D6
besonders geeignet bei:
Mundbläschen, Soor, Übelkeit bei Abwärtsbewegungen, Milchschorf

CALENDULA OFFICINALIS D6
besonders geeignet bei:
Schürfwunden, Risswunden

CANTHARIS D6
besonders geeignet bei:
Harnwegsentzündungen, Blasen bildenden Wunden

CHAMOMILLA RECUTITA D12
besonders geeignet bei:
fieberhaften Infekten, Zahnungsbeschwerden, Blähungskoliken

CLEMATIS RECTA D6
besonders geeignet bei:
Windeldermatitis, Wundsein, Hautpilz

COFFEA ARABICA D12
besonders geeignet bei:
Unruhezuständen mit Konzentrationsproblemen, Einschlafstörungen wegen freudiger Erregung

COCCULUS D6
besonders geeignet bei:
Reiseübelkeit mit Brechreiz, Jetlag

DULCAMARA D6
besonders geeignet bei:
Erkältungen und Infekten (der Atemwege, Harnwege) durch Verkühlung oder Nässe

FERRUM PHOSPHORICUM D6
besonders geeignet bei:
fieberhaften Infekten, Fließschnupfen, Mittelohrentzündung

ZUM NACHSCHLAGEN

GELSEMIUM SEMPERVIRENS D6
besonders geeignet bei:
Schreckfolgen, Prüfungsangst, Lampenfieber mit lähmungsartiger Schwäche, Erkältungskrankheit und fieberhaften Infekten, Impffolgen

HEPAR SULFURIS D12
besonders geeignet bei:
eitrigen Hautentzündungen, starker Verschleimung der Nase und Bronchien, Pseudo-Krupp (als D 6)

IPECACUANHA D6
besonders geeignet bei:
schleimigem Husten mit Atemnot

KALIUM PHOSPHORICUM D12
besonders geeignet bei:
Lernschwäche, Konzentrationsstörungen, Prüfungsvorbereitung

LEDUM PALUSTRE D6
besonders geeignet bei:
Insektenstichen, Zeckenbissen, Quallenkontakt, Augenverletzungen, „blauem Auge"

LUFFA OPERCULATA D6
besonders geeignet bei:
Nasennebenhöhlenentzündung, Heuschnupfen, Hausstaubmilbenallergie; Tierhaarallergie (als D 12)

OKOUBAKA D3
besonders geeignet bei:
Durchfall, Magen-Darm-Infekten, Nahrungsmittelunverträglichkeit, Wurmbefall

PHYTOLACCA AMERICANA D6
besonders geeignet bei:
Mumps, Pfeifferschem Drüsenfieber, Halsschmerzen, Mandelentzündung

PULSATILLA PRATENSIS D6
besonders geeignet bei:
Mittelohrentzündung, Infekten mit Verschleimung, Brechdurchfall nach Durcheinanderessen, Reizblase, wiederkehrenden Harnwegsinfekten

RHUS TOXICODENDRON D12
besonders geeignet bei:
Muskelkrämpfen, Schiefhals, Zerrungen, Verstauchungen, Prellungen, Fieberbläschen, Windpocken

SAMBUCUS NIGRA D3
besonders geeignet bei:
Bindehautentzündung, Schnupfen mit Verschleimung

SPONGIA D6
besonders geeignet bei:
Heiserkeit, Pseudo-Krupp, Reizhusten

VERATRUM ALBUM D6
besonders geeignet bei:
akuten Kreislaufbeschwerden, Brechdurchfall

> **→ Wasserglasmethode**
>
> Wenn Sie in Ihrer Hausapotheke das richtige Mittel nur in der D 30- oder C 30-Potenz vorrätig haben, dann geben Sie Ihrem akut erkrankten Kind die Arznei nach der Wasserglasmethode: Lösen Sie dazu 3 Globuli in einem halb mit (Leitungs-)Wasser gefüllten Glas durch Umrühren mit einem Plastiklöffel auf (wird auch als Verkleppern bezeichnet). Davon geben Sie dann Ihrem Kind – so oft, wie bei dem Mittel angegeben – 1 knappen Teelöffel voll; dies entspricht einer Dosis.

Glossar

Allopathie
von Hahnemann geprägter Begriff, um die Schulmedizin von der Homöopathie zu unterscheiden

Angina
fieberhafte Erkrankung des Halses mit geschwollenen Mandeln, oft durch Streptokokken (Bakterien) verursacht

Bilirubin
gelbbrauner Gallenfarbstoff, der durch Abbau des roten Blutfarbstoffs (Hämoglobin) entsteht

Blutschwämmchen
auch Hämangiom; geschwulstartige, gutartige Wucherung von Blutgefäßen

Dermatitis
Hautentzündung

Feuermal
siehe Blutschwämmchen

Fontanelle
natürliche angeborene Knochenlücke am Schädeldach von Neugeborenen

Gestose
Schwangerschaftsvergiftung durch Entgleisen des Stoffwechsels

Glasknochenkrankheit
vermehrte Knochenbrüchigkeit

Grünholzfraktur
Form des Knochenbruchs bei Kindern, bei dem die Knochenhaut intakt bleibt und die Knochenenden dadurch nicht gegeneinander verschoben sind

Hüftdysplasie
Fehlbildung des Hüftgelenks

Konstitutionsmittel
Mittel mit besonders tiefgreifender Wirkung auf das Krankheitsgeschehen; geeignet für die Behandlung chronischer oder lange Zeit bestehender Beschwerden

Morbus Scheuermann
jugendlicher Rundrücken durch Wachstumsstörungen an der Wirbelkörper-Bandscheiben-Grenze

Paukenerguss
Mittelohrentzündung mit Ansammlung von Flüssigkeit im Mittelohr

Paukenröhrchen
Vorrichtung zum Belüften und Entleeren der Absonderungen bei Mittelohrkatarrh

Rachitis
Vitamin-D-Mangel-Krankheit, die zu Knochenerweichung führt

Skoliose
seitliche Rückgratverkrümmung

Spitzfuß
in Verlängerung des Beines gestreckter und so fixierter Fuß; kann angeboren oder nach Verletzungen oder Entzündungen erworben sein

Sturzgeburt
oft nur mit einer Presswehe extrem schnell verlaufende Entbindung, wobei das Kind oft auf den Boden „stürzt"

Tics
in kurzen Abständen zwanghaft wiederholte Zuckungen

Wachstumsschmerzen
in der Pubertät nach starker Beanspruchung auftretender Schmerz an den Knochen infolge schnellen Wachstums

ZUM NACHSCHLAGEN

Beschwerdenregister

Die **fett** gesetzten Seitenzahlen verweisen auf die Hauptseiten dieses Stichworts; beachten Sie in den Tabellen auch die Rubrik "außerdem".

Abszess **96**
Abwehrschwäche 23, 26, 54, 60, 83
ADHS **30**, **31**
Aftereinrisse 54, **80**, 83
Allergie 26, 30, 48, 52, 53, 68, 97, 99, 105
Analfissur **80**
Angst 30, 31, 32, 34, 35, 37, **38**, 40, 41, 42, 43, 47, 48, 50, 53, 57, 71, 77, 88, 93, 106, 109
Ängstlichkeit 20, 34, 36, 41, 69, 74, 77, 79, 85, 99
Anspannung 30, 31, 33, 36, 37, 88
Aphthen **54**
Appetitlosigkeit 7, 36, 41, 46, 47, **74**, 78, 79, 81, 84
Asthma 43, 62, 63, **68**
Atembeschwerden 21, 52, 59, 62, 63, 68, 70, 97
Atemwegsinfekte 32, 38, 39, 40, 43, 46, 50, 56, 70, 77, 91, 93
Aufmerksamkeitsdefizit-Hyperaktivitätssyndrom **30**, **31**
Aufschrecken, nächtliches 37, 104
Aufstoßen 19, 75, 77, 78, 79, 108
Augenbeschwerden **18**, 24, **48**, 52, 58, 63, 68, 71, 81, 97, 108, 112

Bänderverletzung 113
Bauchkrämpfe 30, 39, 43, 71, 74, **75**, 76, 78, 81, 82, 84, 89, 91
Bauchschmerzen 23, 75, 79, 81, 106, 108
Beinfehlstellungen **88**
Bettnässen **39**
Bewegungen, unwillkürliche 30, 31, 33, 34, 36, 42, 104, 109
Bindegewebsschwäche 92
Bindehautentzündung **48**, 146
Bissverletzung 105, 112
Black-out 33, 36, 42, 46, 109
Blähungen 22, 30, 31, 33, 35, 47, 58, 61, 74, **75**, 77, 78, 79, 81, 81, 84, 90, 98, 100
Blasenbeschwerden 39, 57, **82**, **83**, 84, 104
Blutdruck, niedriger **71**
Bluterguss 18, 26, 56, 97, 106, 109, 110, 111, **112**, 113
Blutschwämmchen 55, 91, 149
Blutungen 109, **111**, 112
Brandblasen 82, 107
Brechdurchfall 74, 79
Brechreiz 76, 77, 78, 106
Bronchialsystem, irritables 63, **68**
Bronchitis 61, 64

Candida-Infektion 54, 76

Darmflora, Sanierung der 19, 78, 79, 81
Darmkrämpfe 78
Daumenlutschen 30, 31, **40**, 88
Dehnung 89, 113
Drei-Monats-Kolik **75**
Drei-Tage-Fieber **20**
Durcheinanderessen 32, 77
Durchfall 7, 18, 33, 34, 36, 42, 46, 51, 61, 68, 71, 74, 75, 76, 77, **78**, 79, 81, 84, 89, 99, 100

Eifersucht **37**
Eingriffe, operative 102, **106**
Einkoten 38, 106, 109
Einnässen 38, 84, 106, 109
Eisenmangel 36, 46, 47, 71, 106
Eiterflechte **96**, 98, 105
Eitergrind 94
Eiterung 98, 112
Eiweißunverträglichkeit 72
Ekzem 59, 63, 80, 99, 101, 104
–, endogenes 95, **99**
Entwicklungsstörungen 7, 34, 41, 42, 50, 87, 90, **91**, 98, 100, 104
Entzündung 20, 52, 54, 59, 76, 85, 96, 98, 105, 111, 112
Erbrechen 18, 32, 71, 74, 75, 76, **77**, 78, 79, 89, 108
Erfrierung **108**
Erkältung 22, 23, 25, 26, 27, 37, 39, 41, 48, 49, 51, 52, 53, 57, 58, 59, 60, 61, 66, 67, **69**, 80, 82, 83, 85, 90, 98, 99, 100, 101, 108
Ernährungsfehler 27, 31, 32, 33, 36, 37, 41, 75, 77, 80, 80
Erschöpfung 33, 34, 36, 36, 40, 46, 47, 48, 59, 66, 76, 79, 83, 85, 88, 91, 92, 93, 97, 99, 111
Essstörungen 29, **41**

Fantasien 30, 35, 38, 41, 48, 50, 71, 83, 88
Faulecken **54**
Feuermal 101, 149
Fieber 20, 22, 23, 25, 26, 27, 51, 57, 58, 60, 66, 69, 82, 83, 104, 107

Fieberbläschen 27
Finger, eingeklemmter 110, 111
Fistel 55, 91
Fließschnupfen 20, 25, 27, 51, 60, 62, 63, 66, 68, 69, 97
Flöhe 94
Fremdkörpergefühl im Hals 68
Frostbeulen **108**, 146
Furunkel 96
Fußfehlstellungen **88**

Geburtsverletzung **18**
Gedeihstörung **74**, 77, 88, 91
Gehirnerschütterung 18, **110**
Gehörschaden **53**
Gelbsucht 18
Gelenkschmerzen 89, 108
Gelenkschnupfen 119
Genesung, verzögerte 20, 74, 108
Genitalbereich, Beschwerden im 83, 85
Gerstenkorn 48, **49**, 55, 91
Glasknochenkrankheit 87, 91, 149
Glutenunverträglichkeit 72
Gneis 98

Halsbeschwerden 22, 23, 57, **58**, 60, 61, 62, 63, 66, 67, 90, 100
Halslymphknoten, geschwollene 22, 23, 25, 58, 88
Halsmuskeln, verkrampfte 90
Haltungsfehler 30, 91, **93**
Hand-Mund-Fuß-Krankheit 27
Harndrang 33, 47, 82, 83, 84, 108
Harnreflux **83**
Harnverhalten 19
Harnwegsinfekt 32, 38, 39, 43, 50, 56, 59, 77, 80, **82**, **83**, 104, 108
Hausstaubmilbenallergie 7, **62**

Beschwerdenregister

Hautausschlag 24, 25, 27, 41, 43, 49, 54, 60, 62, 68, 70, 74, 76, 77, 79, 80, 88, 91, 97, 98, **99**, 100, 104
Hauteinblutungen 26, 111, 112
Hautentzündung 49, 58, 63, 94, 97, 99, 105, 108, 146
Hautpilz **100**, 101
Hautreaktion, allergische **97**
Hautverletzungen 99, 102
Heilung, verzögerte 24, 25, 27, 112
Heimweh **43**
Heiserkeit **57**
Herpesbläschen 54, 60, 74, 97, 107
Herzklopfen 33, 71
Heuschnupfen 7, **62**, 63, 97
Hitzebläschen 97, 107
Hodenschwellung 85
Hören, schlechtes 52, **53**, 59, 61
Hornhautbildung 77
Hüftdysplasie **88**, 91, 149
Hühneraugen 101
Husten 21, 24, 57, 58, 60, 61, 62, 63, **66**, **67**, 70, 74, 104
Hustenanfälle 21, 66, 67, 68
Hustenreiz 63, 66

Immunsystem 64
Impffolgen 31, 38, 52, 53, 59, 82, 83, 93, 99, 101, **104**
Impfung 33, 36, 82, 99, 102, **104**
Infekt 20, 22, 23, 26, 27, 36, 40, 46, 59, 61, 66, 67, 68, **69**, 74, 78, 79, 80, 81, 82, 83, 84, 93, 99, 108
Infektanfälligkeit 25, 32, 36, 38, 39, 43, 46, 47, 50, 56, **70**, 77, 81, 82, 84, 91, 98, 100, 101, 110
Infektion 25, 27, 48, 49, 51, 54, 58, 60, 69, 95, 97, 100
Insektenstiche 7, 97, **105**, 112, 146

Jetlag 47, 76
Juckreiz 27, 30, 40, 49, 53, 62, 81, 85, 91, 93, 96, 97, 98, 99, 100, 105, 108

Kälteempfindlichkeit 59, 80, 100
Kältegefühl 71, 76, 108
Kälteschäden 108
Karies **55**, 91, 92, 113
Kehlkopfentzündung **57**
Kehlkopfhusten 57, 66
Keuchhusten **21**, 67
Kitzelhusten 66
Kitzeln in der Nase 62
Kloßgefühl im Hals 41, 43, 77, 109
Knalltrauma 53
Knöchel, umgeknickter 113
Knochenbruch 46, **110**, 113
Knochenfestigkeit, mangelnde 55, 91, 113
Knochenheilung, verzögerte 110
Knochenschmerzen 92
Knochenverletzung 113
Konstitutionsmittel 149
Kontaktdermatitis 105
Kontaktschwierigkeiten **32**
Konzentrationsstörungen **34**
Kopfschmerzen 25, 27, 31, 33, 34, 35, **46**, 47, 48, 50, 56, 57, 60, 61, 62, 63, 69, 70, 71, 76, 81, 82, 104, 106, 107, 110
Körpergeruch, muffliger 30, 54, 92
Körperhaltung, angespannte 92
Kreislaufbeschwerden 47, **71**, 76
Kreuzschmerzen 93
Krupphusten 45
Kummer **43**
Kurzsichtigkeit **50**

Lampenfieber **33**
Läusebefall **97**, 105
Leberschwellung 23
Lernschwierigkeiten **34**
Lidflattern 30, 42
Lidrandentzündung 48, **49**
Lippen, spröde **54**, 60, 74, 80, 83, 97, 107
Lungenentzündung 64, 66
Lymphknoten, vergrößerte 25, 26, 50, 51, 52, 59, 60, 70, 74, 81, 100

Magenbeschwerden 34, 35, 36, 41, 46, 75, **77**
Magen-Darm-Infekt 27, 71, **78**, 81
Mandelentzündung 22, 23, 26, 43, 51, 52, 53, **58**, 59, 70
Mandeln, vergrößerte 52, **59**, 70
Masern **24**
Migräne 44, **46**
Milbenbefall **97**, 105
Milchschorf 50, 55, 70, 88, 91, **98**, 99, 100
Milchunverträglichkeit 50, 53, 55, 59, 74, 77, 79, 88, 98, 100
Mittelohrentzündung 20, 24, 25, 27, **51**, 53, 60, 69
Morbus Scheuermann 46, 92, 149
Müdigkeit **36**
Mumps **22**
Mundfäule 44, 54
Mundgeruch 51, 52, 54, 58, 59, 80
Mundgeschmack, pappiger 77
Mundraum, Erkrankungen im 26, **54**, 58, 60, 63, 67, 99
Mundtrockenheit 34, 36, 46, 61, 63
Mundwinkel, eingerissene 54, 80

Muskelfaserriss 89, 110
Muskelkater **89**, 92, 110, 112
Muskelschmerzen 88, **89**, 92, 93, 108
Muskelschwäche 18, 92
Muskelzuckungen 34
Muttermilchunverträglichkeit **18**, 19, 50, 53, 55, 59, 88, 98, 100

Nabelbruch 85
Nabelentzündung **19**
Nachblutung 106, 111, 112
Nacken-Schulter-Schmerzen 90
Nagelbettentzündung 40, 49, 91, **96**, 98, 105, 146
Nägelkauen 29, 31, **40**, 88, 93, 96
Nagelprobleme 91, 92, 96, 105
Nahrungsmittelunverträglichkeit 78, **79**
Narben 101, 107, 112, 146
Nase, verstopfte **19**, 62
Nasenbluten 57, 66, 67, 97, **111**
Nasennebenhöhlenentzündung 7, 22, **61**, 62
Nasen-Rachen-Infekte 81
Nasenschleimhäute, trockene 62
Nervenschmerzen 56, 110
Nervosität **33**
Nesselsucht **97**
Neugeborenenakne **19**, 98
Neurodermitis 7, 98, **99**, 100
Niesanfälle 60, 61, 62, 63, 67, 68

O-Beine 88, 91, 93
Ohnmachtsneigung 71, 76
Ohrenbeschwerden 43, **51**, 52, 58, 59, 61, 70, 108
Ohrgeräusche 47, **53**, 76

151

ZUM NACHSCHLAGEN

Paukenerguss **52**, 59
Pendelhoden **85**
Pfeiffersches Drüsenfieber 16, **23**
Polypen 53, **59**, 81, 101, 104
Prellung 89, 90, 110, **113**
Prüfungsangst **33**
Pseudo-Krupp 57, **61**, 66

Quaddeln 63, 97, 99
Quallen **105**
Quetschung 111, 112

Rachitis 46, 55, 88, **91**, 93, 149
Reisekrankheit 7, 47, **76**
Reizblase 57, **84**
Reizhusten 24, 57, 63, 66, 68
Ringelröteln **25**
Röteln **25**
Rückenschmerzen **93**
Ruhelosigkeit 22, 26, 35, 37, 42, 52, 63, 85, 97, 105

Säuglingsschnupfen 48, 60
Scharlach 17, **26**
Scheidenentzündung **85**
Scheuermannsche Erkrankung **93**
Schiefhals **90**
Schielen **50**
Schilddrüsenunterfunktion 41, 80
Schlafstörungen 33, **35**, 40, 42, 47, 76, 81, 92, 109
Schluckauf **75**
Schluckbeschwerden 22, 23, 26, **58**
Schnupfen 22, **60**, 61, 62, 63, 67, 74, 81, 100, 108
Schock 18, 31, 33, 34, 36, 38, 42, 46, 53, 56, 69, **109**, 112
Schreck **19**, 31, 33, 34, 36, 38, 41, 42, 46, 48, 53, 56, 69, 71, 75, 79, 80, 97, **109**, 112
Schreckhaftigkeit 19, 31, 34, 38, 41, 53, 70, 74, 88, 91, 92
Schreiattacken **98**
Schreibkrampf der Hand 89, 90
Schrunden 32, 98, 100
Schulkopfschmerzen 40, 46, 74, 92, 93, 110
Schwäche 23, 28, **36**, 38, 41, 57, 69, 74, 79, 81, 97, 104, 107, 109
Schweißausbruch 23, 25, 27, 34, 35, 36, 38, 40, 50, 66, 71, 76, 83
Schwindel 46, **47**, 71, 76, 110, 111
Sehfehler **50**
Sehnenentzündung **92**
Sehnenscheidenentzündung **92**
Sehnenverletzung **113**
Sehstörungen 47, 48, 50
Sinusitis **61**
Skoliose 90, **93**, 149
Sonnenallergie 54, 97, **107**
Sonnenbrand 96, **107**
Sonnenstich **107**
Soor **54**, 76, 85, 91, 99, 100
Spitzfuß 88, 89, 149
Sprechen, undeutliches 29, 30, **42**
Stichverletzung 105, 112
Stimme, heisere 52, 57, 62, 66, 67
Stoffwechselstörung 41, 49, 77
Stottern 34, **42**, 109
Stuhlgang, Probleme mit 19, 22, 37, 62, 79, 80, 81, 84
Stuhlverhalten 34, 42, 73, 80

Tics 34, 42, 109, 149
Tierhaarallergie 7, **63**
Traurigkeit **43**
Trommelfell, Beschwerden mit 51, 52, 53, 59
Trotzreaktion **37**
Tubenkatarrh **52**

Übelkeit 47, 72, 76, **77**, 78, 79, 99, 106, 110
Überanstrengung 22, 27, 30, 31, 32, 33, 34, 36, 38, 41, 42, 46, 47, 48, 52, 53, 59, 66, 68, 71, 76, 84, 89, 90, 92, 93, 97, 108, 111, 112
Überdehnung **108**
Überforderung 26, 30, 34, **36**, 37, 39, 41, 71, 76, 89, 90, 92, 108
Übergewicht **41**
Unfall **110**
Unruhe 22, 31, 33, **38**, 41, 48, 50, 57, 69, 76, 81, 83, 85, 89, 108
Untergewicht **41**
Unterkühlung **80**
Unwohlsein **47**

Venenschmerzen **111**
Verbrennung 101, **107**
Verdauungsstörung **19**, 75, 78
Verhaltensauffälligkeiten **37**
Verhaspeln 33, **42**
Verkühlung **108**
Verletzung 18, 89, 92, 111, **112**
Verrenkung 86, **90**
Verstauchung **113**
Verstimmungszustände **43**
Verstopfung 19, 30, 61, 74, 78, 79, **80**, 81, 106
Vorhautverklebung 73, **85**

Wachstumsschmerzen 40, 46, 70, 74, 87, **92**, 93, 110, 149
Warzen 32, 49, 54, 59, 83, 99, **101**, 104, 146
Wasserlassen, Probleme mit 37, 39, 57, 82, 83, 84
Weitsichtigkeit **50**
Windelausschlag 98, 100
Windeldermatitis 98, **100**
Windpocken 22, **27**
Wirbelsäulenbeschwerden 92, **93**
Wunden 91, 100, 109, **112**
Wundheilungsstörung 101, 107
Wundschmerz, anhaltender **56**
Wundsein 78, 91, **100**
Wurmbefall **81**
Wutanfälle **37**

X-Beine 88, 91

Zahnprobleme 55, 91, 92, 113
Zähneknirschen 31, 33, 36, 42, 50, 81, 89, 104
Zahnentwicklung, gestörte 46, 55, 70, 91
Zahnfestigkeit, mangelnde 55, 91, 113
Zahnfleischprobleme 54, 55
Zahnschmerzen 55, **56**, 90
Zahnspange **55**
Zahnungsbeschwerden 20, 37, 51, **55**, **56**, 59, 69, 74, 77, 78, 79, 88, 91, 100, 113
Zeckenbisse **105**, 112, 146
Zerrung 89, 108, **113**
Zittern, innerliches 38, 41, 47, 48, 50, 71, 83
Zöliakie **72**
Zunge, belegte 46, 51, 61, 62
Zunge, himbeerfarbene 26, 58

Mittelregister

Abrotanum 74, 81, 108, 116
Abrotanum-Salbe 108, 146
Acidum formicicum 63, 68, 97, 116
Acidum hydrofluoricum 92, 116
Acidum nitricum 54, 80, 83, 85, 116
Acidum phosphoricum 92, 117
Acidum sarcolacticum 89, 117
Aconitum napellus 19, 20, 38, 56, 57, 69, 106, 109, 117, 147
Aethusa cynapium 18, 77, 79, 117
Agaricus 30, 34, 42, 108, 118
Alfalfa 135
Alumina 80, 118
Ammonium carbonicum 24, 67, 118
Antimonium crudum 27, 32, 77, 101, 118
Apis mellifica 22, 26, 52, 63, 85, 97, 105, 119, 147
Aralia racemosa 63, 68, 119
Argentum nitricum 31, 33, 35, 47, 84, 119, 147
Arnica montana 18, 53, 56, 89, 92, 106, 109, 110, 111, 112, 119, 147
Arundo donax 62, 120

Barium carbonicum 70, 120
Barium jodatum 59, 70, 120
Belladonna 20, 21, 23, 25, 26, 27, 48, 49, 51, 58, 66, 69, 82, 96, 107, 120, 147
Bellis perennis 111, 112, 121
Borax 54, 76, 99, 121, 147
Bryonia cretica 24, 90, 113, 121

Calcium carbonicum 19, 25, 34, 36, 41, 50, 53, 55, 59, 70, 88, 91, 98, 100, 122
Calcium fluoratum 55, 91, 113, 122
Calcium-fluoratum-Salbe 146
Calcium jodatum 25, 52, 59, 122
Calcium phosphoricum 40, 46, 70, 74, 88, 91, 92, 93, 110, 123
Calendula officinalis 19, 112, 123, 147
Calendula-Salbe 146
Cantharis 82, 107, 123, 147
Capsicum annuum 43, 123
Carbo vegetabilis 75, 124
Cardiospermum halicacabum 7, 63, 97, 99, 124
Causticum 39, 57, 101, 107, 124
Ceanothus americanus 23, 124
Chamomilla recutita 20, 37, 51, 56, 69, 78, 100, 124, 147
China 79, 106, 125
Chininum arsenicosum 23, 125
Cina 50, 81, 125
Clematis recta 100, 125, 147
Cocculus 47, 76, 126, 147
Coccus cacti 21, 67, 126
Coffea arabica 33, 35, 126, 147
Colocynthis 75, 78, 126
Cuprum metallicum 21, 75, 79, 89, 126
Cuprum oxydatum nigrum 81, 127
Cypripedium 35, 127

Dioscorea villosa 75, 127
Drosera 21, 67, 127
Dulcamara 82, 101, 108, 127, 147

Echinacea 48
Echinacea-Augentropfen 48, 146
Equisetum arvense 84, 128
Euphrasia 24, 48, 128
Euphrasia-Augentropfen 48, 146

Fabiana imbricata 83, 128
Ferrum metallicum 36, 46, 47, 71, 84, 128
Ferrum phosphoricum 20, 25, 27, 51, 60, 69, 128, 147
Ferrum picrinicum 101, 129

Galphimia glauca 7, 62, 129
Gelsemium sempervirens 20, 31, 33, 36, 42, 46, 69, 104, 109, 129, 148
Glonoinum 107, 129
Graphites 41, 80, 98, 100, 129
Guaiacum 58, 92, 130

Halicar®-Salbe 63, 97, 99, 146
Hamamelis virginiana 111, 130
Haplopappus baylahuen 47, 71, 130
Harpagophytum procumbens 93, 130
Hepar sulfuris 49, 52, 57, 61, 96, 98, 105, 130, 148
Hydrastis canadensis 61, 131
Hyoscyamus niger 37, 66, 131
Hypericum perforatum 18, 56, 110, 131

Ignatia 35, 41, 43, 46, 77, 109, 131
Ipecacuanha 21, 67, 68, 132, 148

Kalium bichromicum 61, 132
Kalium bromatum 42, 132
Kalium chloratum 52, 132
Kalium phosphoricum 34, 36, 46, 132, 148
Kreosotum 55, 133

Lachesis 37, 54, 58, 133
Lachnanthes tinctoria 90, 133
Ledum palustre 105, 112, 133, 148
Ledum-Tinktur 146
Lobelia inflata 68, 133
Luffa-Nasentropfen 61
Luffa operculata 7, 19, 61, 62, 63, 134, 148
Lycopodium clavatum 22, 30, 32, 34, 40, 58, 75, 90, 93, 98, 134

Magnesium carbonicum 74, 77, 79, 134
Magnesium chloratum 80, 135
Magnesium phosphoricum 90, 135
Mahonia-aquifolium-Salbe 146
Marum verum 81, 135
Medicago sativa 74, 135
Mercurius solubilis 22, 23, 26, 51, 135
Mercurius sublimatus corrosivus 54, 136
Millefolium 111, 136
Myristica sebifera 96, 136

ZUM NACHSCHLAGEN

Natrium chloratum 32, 39, 40, 41, 43, 54, 60, 74, 97, 107, 136
Natrium sulfuricum 18, 68, 110, 136
Nux vomica 30, 37, 88, 106, 137

Okoubaka 7, 19, 78, 79, 81, 137, 148
Opium 34, 42, 80, 109, 137

Petroleum 76, 99, 138
Phosphorus 26, 31, 38, 41, 48, 50, 53, 57, 66, 71, 83, 88, 97, 111, 138
Phytolacca americana 22, 23, 26, 58, 138, 148
Pichi-Pichi 128
Podophyllum-Tinktur 146
Pulsatilla pratensis 18, 24, 32, 38, 39, 43, 49, 50, 51, 56, 60, 77, 84, 108, 139, 148

Ratanhia 81, 139
Rheum 7, 78, 139
Rhododendron 85, 139
Rhus toxicodendron 22, 27, 89, 90, 108, 113, 140, 148
Rumex crispus 66, 140
Ruta graveolens 48, 113, 140

Sabadilla 62, 140
Sambucus nigra 48, 60, 140, 148
Sarsaparilla 82, 99, 104, 141
Sepia 39, 100, 101, 141
Silicea 31, 32, 38, 40, 50, 52, 53, 55, 59, 70, 85, 88, 93, 96, 104, 105, 141

Silicea-Salbe 146
Solidago virgaurea 83, 142
Spigelia anthelmia 81, 142
Spongia 57, 66, 142, 148
Staphisagria 39, 43, 49, 55, 82, 84, 91, 106, 112, 142
Stibium sulfuratum nigrum 27, 32, 77, 101, 118
Sticta 60, 61, 67, 143
Stramonium 30, 35, 37, 38, 42, 143
Strophantus gratus 33, 71, 143
Strychninum phosphoricum 89, 143
Sulfur 17, 24, 25, 27, 30, 40, 49, 53, 85, 91, 93, 96, 98, 143
Symphytum officinale 110, 113, 144

Tabacum 7, 47, 76, 144
Thuja occidentalis 59, 83, 101, 104, 144
Thuja-Tinktur 146

Urtica urens 7, 105, 145

Veratrum album 71, 76, 78, 145, 148
Viola tricolor 99, 145

Wyethia helenoides 62, 145

Zincum metallicum 31, 33, 36, 104, 145

Über den Autor

Dr. med. Markus Wiesenauer ist seit 25 Jahren in eigener Praxis tätig als Facharzt für Allgemeinmedizin mit den Zusatzqualifikationen Homöopathie, Naturheilverfahren und Umweltmedizin. Für seine wissenschaftlichen Arbeiten wurde Dr. Wiesenauer mehrfach ausgezeichnet, unter anderem mit dem Alfons-Stiegele-Forschungspreis für Homöopathie. Er war langjähriger Vorsitzender der Arzneimittelkommission D (homöopathische Therapierichtung), Mitglied der Arzneimittelkommission E (pflanzliche Therapierichtung) sowie der Homöopathischen Arzneibuch-Kommission HAB am Bundesinstitut für Arzneimittel und Medizinprodukte (BfArM).
Dr. Wiesenauer hat mehr als 200 Arbeiten und über 25 Bücher zu den Themen Homöopathie, Pflanzenheilkunde und Allgemeinmedizin geschrieben. Seit Jahren hält er Vorlesungen für Ärzte und Apotheker sowie Vorträge für interessierte Laien. Immer wieder ist er Gast in TV-Sendungen.

Von Dr. Markus Wiesenauer bei GU bisher erschienen:
Homöopathie für die Seele
Homöopathie Quickfinder
Homöopathie – Das große Handbuch
Homöopathie für Schwangerschaft und Babyzeit
Entschlacken mit Homöopathie

Bücher und Adressen

Bücher, die weiterhelfen

→ Boericke, W.: **Homöopathische Mittel und ihre Wirkungen.** Verlag Grundlagen und Praxis, Leer

→ Gawlik, W.: **Arzneimittelbild und Persönlichkeitsportrait.** Hippokrates Verlag, Stuttgart

→ Hemm, D./Noll, A.: **Die Organuhr.** Gräfe und Unzer Verlag, München

→ Heepen, G.: **Schüßler-Salze für Kinder.** Gräfe und Unzer Verlag, München

→ Köhler, G.: **Lehrbuch der Homöopathie.** Hippokrates-Verlag, Stuttgart

→ Sommer, S.: **Homöopathie.** Gräfe und Unzer Verlag, München

→ Sommer, S.: **Die magische 11 der Homöopathie.** Gräfe und Unzer Verlag, München

→ Sommer, S.: **Homöopathie – Das Basisbuch.** Gräfe und Unzer Verlag, München

→ Stellmann, M./Soldner, G.: **Kinderkrankheiten natürlich behandeln.** Gräfe und Unzer Verlag, München

→ Stumpf, W.: **Homöopathie für Kinder.** Gräfe und Unzer Verlag, München

→ Wenzel, M.: **Heilkraft der Pflanzen.** Gräfe und Unzer Verlag, München

→ Wiesenauer, M.: **Homöopathie Quickfinder.** Gräfe und Unzer Verlag, München

→ Wiesenauer, M.: **Homöopathie – Das große Handbuch.** Gräfe und Unzer Verlag, München

→ Wiesenauer, M./Elies, M.: **Praxis der Homöopathie – eine Arzneimittellehre.** Hippokrates Verlag, Stuttgart

→ Wiesenauer, M.: **Homöopathie bei chronischen Beschwerden.** Gräfe und Unzer Verlag, München

Adressen, die weiterhelfen

Deutsche Homöopathie-Union
Postfach 41 02 80, D-76202 Karlsruhe
www.dhu.de

Hahnemannia
Deutscher Verband für Homöopathie e. V.
Wienerstr. 178, D-70469 Feuerbach
www.hahnemannia.de

Natur und Medizin e. V.
Am Deimelsberg 36, D-45276 Essen
www.naturundmedizin.de

Deutsche Gesellschaft für klassische Homöopathie e. V.
Geschäftsstelle: Saubsdorfer Str. 9, D-86807 Buchloe
www.dgkh-homoeopathie.de

Deutsches Netzwerk für Homöopathie
Das Homöopathieportal
Kanalstr. 38, D-22085 Hamburg
www.homoeopathie-heute.de

Österreichische Gesellschaft für homöopathische Medizin
Billrothstr. 2, A-1190 Wien
www.homoeopathie.at

Schweizerische Ärztegesellschaft für Homöopathie sahp
Buzibachstr. 31b, CH-6023 Rothenburg
www.sahp.ch

Impressum

© 2007 GRÄFE UND UNZER VERLAG GmbH, München

Alle Rechte vorbehalten. Nachdruck, auch auszugsweise, sowie Verbreitung durch Bild, Funk, Fernsehen, Internet, durch fotomechanische Wiedergabe, Tonträger und Datenverarbeitungssysteme jeder Art nur mit schriftlicher Genehmigung des Verlages.

Projektleitung: Barbara Fellenberg
Lektorat: Angelika Lang
Layout und Umschlaggestaltung: independent Medien-Design GmbH, Horst Moser, München
Satz: Cordula Schaaf
Herstellung: Martina Müller
Repro: Longo AG, Bozen
Druck und Bindung: Druckhaus Kaufmann, Lahr

Bildnachweis Cover: GU-Archiv/Mauritius (li.), Mauritius (Mitte), Dieter Knapp (re.); Isabelle J. Fischer: Illustrationen Seite 15 ff. u. Cover; Mauritius: Seite 5; Stockfood: Seite 115

Syndication: www.jalag-syndication.de

Printed in Germany
ISBN 978-3-8338-0421-2
10. Auflage 2014

Wichtiger Hinweis

Die Gedanken, Methoden und Anregungen in diesem Buch stellen die Meinung bzw. die Erfahrung des Verfassers dar. Sie wurden vom Autor nach bestem Wissen erstellt und mit größtmöglicher Sorgfalt geprüft. Sie bieten jedoch keinen Ersatz für kompetenten medizinischen Rat. Jede Leserin, jeder Leser ist für das eigene Tun und Lassen selbst verantwortlich und sollte in Zweifelsfällen oder bei länger andauernden Beschwerden immer einen Arzt oder Heilpraktiker aufsuchen. Weder der Autor noch der Verlag können für eventuelle Nachteile oder Schäden, die aus den im Buch gegebenen praktischen Hinweisen resultieren, eine Haftung übernehmen.

Umwelthinweis

Dieses Buch wurde auf chlorfrei gebleichtem Papier gedruckt. Um Rohstoffe zu sparen, haben wir auf Folienverpackung verzichtet.

 www.facebook.com/gu.verlag

Ein Unternehmen der
GANSKE VERLAGSGRUPPE

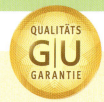

DIE GU-QUALITÄTS-GARANTIE

Liebe Leserin, lieber Leser,
wir möchten Ihnen mit den Informationen und Anregungen in diesem Buch das Leben erleichtern und Sie inspirieren, Neues auszuprobieren. Alle Informationen werden von unseren Autoren gewissenhaft erstellt und von unseren Redakteuren sorgfältig ausgewählt und mehrfach geprüft. Deshalb bieten wir Ihnen eine 100%ige Qualitätsgarantie. Sollten wir mit diesem Buch Ihre Erwartungen nicht erfüllen, lassen Sie es uns bitte wissen. Sie erhalten von uns kostenlos einen Ratgeber zum gleichen oder ähnlichen Thema.
Wir freuen uns auf Ihre Rückmeldung, auf Lob, Kritik und Anregungen, damit wir für Sie immer besser werden können.

GRÄFE UND UNZER Verlag
Leserservice
Postfach 86 03 13
81630 München
E-Mail:
leserservice@graefe-und-unzer.de

Telefon: 00800 / 72 37 33 33*
Telefax: 00800 / 50 12 05 44*
Mo–Do: 8.00–18.00 Uhr
Fr: 8.00–16.00 Uhr
(* gebührenfrei in D, A, CH)

Ihr GRÄFE UND UNZER Verlag
Der erste Ratgeberverlag – seit 1722.